浙江省中药饮片医院验收质控手册

董　雷　陈红梅　主编

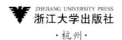

ZHEJIANG UNIVERSITY PRESS
浙江大学出版社
·杭州·

图书在版编目（CIP）数据

浙江省中药饮片医院验收质控手册 / 董雷，陈红梅
主编 . — 杭州：浙江大学出版社，2022.8
ISBN 978-7-308-22896-1

Ⅰ. ①浙… Ⅱ. ①董… ②陈… Ⅲ. ①饮片－质量标
准－浙江－手册 Ⅳ. ①R283.3-65

中国版本图书馆 CIP 数据核字（2022）第 140421 号

浙江省中药饮片医院验收质控手册
董 雷 陈红梅 主编

策 划 人	金更达
责任编辑	冯其华（zupfqh@zju.edu.cn）
责任校对	沈国明
封面设计	周 灵
出版发行	浙江大学出版社
	（杭州市天目山路148号 邮政编码310007）
	（网址：http://www.zjupress.com）
排 版	杭州朝曦图文设计有限公司
印 刷	浙江海虹彩色印务有限公司
开 本	880mm×1230mm 1/32
印 张	20.375
字 数	500千
版 印 次	2022年8月第1版 2022年8月第1次印刷
书 号	ISBN 978-7-308-22896-1
定 价	198.00元

刘丽琴　杭州市红十字会医院

刘立权　杭州市中医院

陆　州　浙江中医药大学附属第三医院

钱　敏　浙江中医药大学中药饮片有限公司

孙彩华　浙江省中医院

汪　洋　浙江省中医药健康产业集团有限公司

王鑫昱　杭州市中医院

王　莹　杭州市红十字会医院

吴瑾瑾　浙江中医药大学附属第三医院

吴　敏　杭州市中医院

徐　雪　浙江省立同德医院

杨晓佳　杭州市中医院

余　平　浙江省立同德医院

曾晓飞　浙江省中医药管理局

郑霄鹰　华东医药股份有限公司药材参茸分公司

朱　博　浙江省中医院

序

中医药学包含着中华民族几千年的健康养生理念及其实践经验,是中华民族的伟大创造和中国古代科学的瑰宝。中药饮片是中医临床用药的基本形式,饮片质量的优劣直接影响中医临床效果。浙江省是国内中药材的重点产区之一,全省共有中药材资源2300多种,蕴藏量100多万吨,中药材资源总量和道地药材种数均位居国内前列。为了促进浙江省中药饮片质量提升,省内相关部门积极出台举措,探索中药优质优价形成机制,构建以中药质量确定采购价格的市场机制。医院实施饮片质量分级管理,可规范中药饮片市场交易,引导上游生产环节以品质为导向,推动优质优价,提高临证疗效,实现中药产业发展的良性循环。

中药之演进,源远而流长。历代本草均有对中药品质优劣评价的论述。早在梁代的《神农本草经集注》就有了中药等级之分的记载,如麦门冬"以肥大者为好",甘草"赤皮最佳,皮色紫最次"等。唐代《千金翼方》记载全国有519种优质药材。明代《本草品汇精要》记载了道地中药产地,以道地中药为质优。清代《晶珠本草》所载中药几乎均有规格等级划分。新中国成立后,1959年颁布了《36种药材商品规格标准》,1964年颁布了《54种药材商品规格标准》,1984年颁布了《七十六种药材商品规格标准》。因此,自古以来中药就有"看货评级,分档定价"的规格等级传统。

目前,中药饮片大多受自身基源种属的多样性、自然环境的差异性、采收炮制加工及贮运过程中人为因素的不可控性等方面的影响,导致出现诸多质控难题,虽然国家及地方先后制订了多个中药材商品规格等级标准,但对于中药饮片商品规格等级标准的制订基本置于空白,优质优价工作的推进举步维艰。

　　《浙江省中药饮片医院验收质控手册》由浙江省中医药管理局牵头,组织六家省、市级医院共同编制而成。该书以《中华人民共和国药典》2020年版(一部)和《浙江省中药炮制规范》2015年版为依据,从实际出发,收载了浙江省临床常用中药饮片273个品种、359个炮制品,结合医院质量验收实践经验,进行规格等级划分,并配以照片对照,内容简明扼要,易读易用。此次中药饮片医院验收规格等级标准制订,在全国范围内属首次尝试,实属创新之举,并且优先收载了"新老浙八味""浙产名药",以浙江标准打响"浙产好药"品牌,推动浙产道地药材产业高质量发展。

　　《浙江省中药饮片医院验收质控手册》集科学性和实用性于一体,为医院中药饮片验收提供了对照标准,既是医院中药饮片验收人员的一部必备工具书,也可作为辨识中药饮片优良等级的重要参考书。

　　是为序。

国医大师

2022年4月

编制出版说明

为贯彻落实浙江省医疗保障局《关于支持中医药传承创新发展的实施意见》(浙医保发〔2021〕60号)、浙江省医疗保障事业管理服务中心《关于执行中医药传承创新发展实施方案的通知》的文件精神,进一步推进医院中药饮片优质优价工作,提升医院中药饮片质量,由浙江省中医药管理局牵头,组织浙江省中医院、浙江省立同德医院、浙江省新华医院、浙江省中山医院、杭州市中医院、杭州市红十字会医院6家在杭三级甲等中医院(中西医结合医院),共同开展"浙江省中药饮片医院验收规格等级"(简称规格等级)的研究和制订工作。本次研究和制订工作是在遵循现行《中华人民共和国药典》(简称药典)、《浙江省中药炮制规范》(简称省炮制规范)的基础上,结合医院质量验收实践经验和潜在行业标准,并重点关注影响饮片质量的关键因素,制订方法简便、可操作性强的规格等级,供医疗机构在中药产品质量验收时作为参考。本次制订的规格等级收载的品种均为浙江省临床常用品种,共计273个品种、359个炮制品。现特作以下编制说明。

1.制订依据

在《中华人民共和国药典》2020年版(一部)与《浙江省中药炮制规范》2015年版框架内,参考中国中医药出版社《中药材商品规格等级标准汇编》、浙江省中药材产业协会《浙江中药材及饮片质量提升标准》等内容,并充分征求饮片生产企业意见,结合医院的实际情况制订而成。

2.收载品种

所收载品种为浙江省临床常用饮片以及炮制品,浙产道地中药及浙江用品种优先收载,其中包括"新老浙八味""浙产名药"(2019版,浙中会函〔2019〕149号)以及省炮制规范收载的部分临床常用的浙江用品种。对于已形成一定产业规模的浙产品种,在规格等级中直接作为"选货"标准收载,如温郁金、杭白菊。浙产道地药材加工的饮片将作为今后增补的重点品种。

3.规格等级

(1)统货:对饮片质量好坏、大小等不进行区分。

(2)选货:对饮片质量好坏、大小等进行区分和分拣,以划分等级。

4.规格等级划分依据

根据饮片的属性特征,按外观、断面、质地、长度、厚度、直径、含杂率、气味等进行等级划分。主要的等级划分依据如下。

(1)外观:根据饮片外观特征进行划分,如色泽、纹理、皮孔、皱褶等。

(2)断面:根据饮片断面特征进行划分,如粉性、纤维性、裂隙等。

(3)质地:根据饮片质地不同进行划分,如疏松、角质、紧实等。

(4)长度:根据饮片长度进行划分,多用于长条形饮片。

(5)厚度:根据饮片厚度进行划分,如肉桂、白鲜皮等皮类饮片按厚度分成不同等级。

(6)直径:根据饮片直径进行划分,如圆球形饮片的直径大小、圆形饮片的横断面直径、斜片饮片的最窄处直径、不规则片饮片的最宽处直径等。

(7)含杂率:根据饮片含非药用部分的量进行划分。

(8)气味:根据饮片特异性气味的程度进行划分。

5.正文

本书收载的品种按药用部位编排,次序为根及根茎类、果实及种子类、草类、花类、叶类、皮类、茎木类、菌藻及地衣类、树脂类、动物类、矿物类、其他类。药用部位项下按笔画顺序排列。

6.项目与要求

每个品种收载的项目内容包括：

（1）性状标准　①药典收载的药材或饮片属性特征。②省炮制规范收载的饮片属性特征。③饮片规格等级：临床常用炮制品规格等级之间的主要区别点以及相对应的国标编码。

未在③中收载的炮制品，则不在①②中予以描述。

（2）选货样品

本书的编撰工作得到了浙江省中医药研究院浦金宝研究员、浙江中医药大学宋捷民教授等专家的大力支持，在此致以诚挚的谢意！

由于本书编写时间仓促，加之编写人员经验不足，尚存在许多缺陷和错漏之处，我们将在实际执行过程中不断修订完善，同时期望广大读者不吝赐教、指正。

目 录

根及根茎类

果实及种子类

菌藻及地衣类

树脂类

动物类

矿物类

其他类

根及根茎类

人　参

质量需符合现行《中华人民共和国药典》要求。

一、性状标准

1.药典标准

【药材】　**主根**　呈纺锤形或圆柱形,长 3~15cm,直径 1~2cm。表面灰黄色,上部或全体有疏浅断续的粗横纹及明显的纵皱,下部有支根 2~3 条,并着生多数细长的须根,须根上常有不明显的细小疣状突出。根茎(芦头)长 1~4cm,直径 0.3~1.5cm,多拘挛而弯曲,具不定根(艼)和稀疏的凹窝状茎痕(芦碗)。质较硬,断面淡黄白色,显粉性,形成层环纹棕黄色,皮部有黄棕色的点状树脂道及放射状裂隙。香气特异,味微苦、甘。

或主根多与根茎近等长或较短,呈圆柱形、菱角形或人字形,长 1~6cm。表面灰黄色,具纵皱纹,上部或中下部有环纹。支根多为 2~3 条,须根少而细长,清晰不乱,有较明显的疣状突起。根茎细长,少数粗短,中上部具稀疏或密集而深陷的茎痕。不定根较细,多下垂。

【饮片】　**人参片**　呈圆形或类圆形薄片。外表皮灰黄色。切面淡黄白色或类白色,显粉性,形成层环纹棕黄色,皮部有黄棕色的点状树脂道及放射状裂隙。体轻,质脆。香气特异,味微苦、甘。

2.省炮制规范标准

无。

3.饮片规格等级

炮制品名	国标编码	选货	统货
人参片	06164210300102000	直径 1.0~1.6cm 的圆片,大小均一,特异性香气明显	直径 1~2cm

二、选货样品

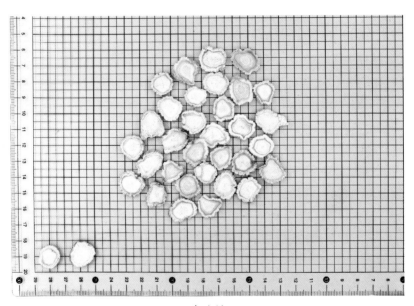

人参片样品

三　七

质量需符合现行《中华人民共和国药典》及《浙江省中药炮制规范》要求。

一、性状标准

1.药典标准

【药材】　**主根**　呈类圆锥形或圆柱形,长1~6cm,直径1~4cm。表面灰褐色或灰黄色,有断续的纵皱纹和支根痕。顶端有茎痕,周围有瘤状突起。体重,质坚实,断面灰绿色、黄绿色或灰白色,木部微呈放射状排列。气微,味苦回甜。

筋条　呈圆柱形或圆锥形,长2~6cm,上端直径约0.8cm,下端直径约0.3cm。

剪口　呈不规则的皱缩块状或条状,表面有数个明显的茎痕及环纹,断面中心灰绿色或白色,边缘深绿色或灰色。

【饮片】　**三七粉**　为灰黄色的粉末。气微,味苦回甜。

2.省炮制规范标准

三七片　多呈类圆形或不规则形的薄片。表面灰褐色、灰黄色或黄棕色。切面灰绿色、黄绿色或灰白色,皮部与木部易分离,木部具放射状纹理。气微,味苦回甜。

3.饮片规格等级

炮制品名	国标编码	选货	统货
三七饮片规格等级			
三七片	06164210300202007	直径 1.2~4.0cm,其中直径 1.5cm 以上的片占比≥60%。无边片	直径 1~4cm
三七粉	06164210300207002	色偏灰白,特异性香气明显	灰黄色

二、选货样品

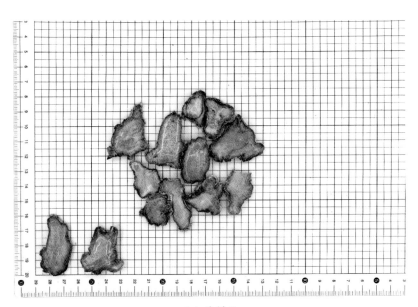

三七片样品

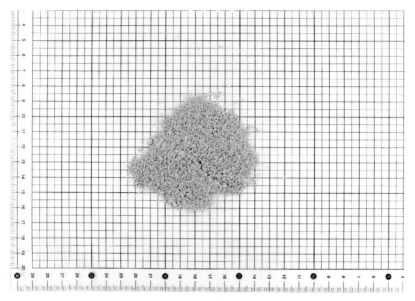

三七粉样品

三叶青

质量需符合现行《浙江省中药炮制规范》要求。

 一、性状标准

1.药典标准

无。

2.省炮制规范标准

三叶青 为类圆形或不规则形的厚片,直径0.5~4.0cm。表面棕红色至棕褐色。切面类白色或粉红色。质松脆,粉性。气微,味微甘。

三叶青粉 为黄白色或淡红色粉末,细腻均匀。

3.饮片规格等级

炮制品名	国标编码	选货	统货
三叶青	06159750100103008	直径1~4cm,其中直径1.5cm以上的片占比≥60%,切面粉白色,粉性足。含杂率≤1%	直径0.5~4.0cm。含杂率≤3%
三叶青粉	06159710400107007	黄白色	黄白色或淡红色

◆ 二、选货样品

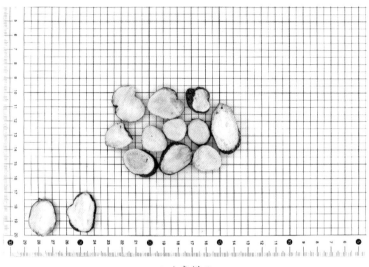

三叶青样品

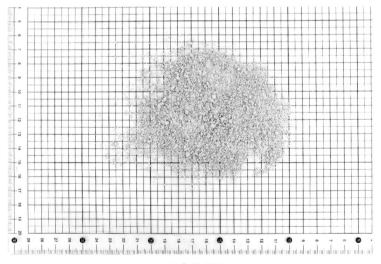

三叶青粉样品

三　棱

质量需符合现行《中华人民共和国药典》及《浙江省中药炮制规范》要求。

一、性状标准

1.药典标准

【药材】　呈圆锥形,略扁,长2~6cm,直径2~4cm。表面黄白色或灰黄色,有刀削痕,须根痕小点状,略呈横向环状排列。体重,质坚实。气微,味淡,嚼之微有麻辣感。

【饮片】　**三棱**　呈类圆形的薄片。外表皮灰棕色。切面灰白色或黄白色,粗糙,有多数明显的细筋脉点。气微,味淡,嚼之微有麻辣感。

醋三棱　形如三棱片,切面黄色至黄棕色,偶见焦黄斑,微有醋香气。

2.省炮制规范标准

三棱　为类圆形的厚片,直径2~6cm。直接切片者,切面黄白色至灰白色,粉性;经蒸后切片者,切面灰黄色至灰褐色,显角质。维管束小点状,散生,不甚明显。气微,味淡,嚼之微有麻舌感。

3.饮片规格等级

三棱饮片规格等级			
炮制品名	国标编码	选货	统货
三棱	06190310600102009	直径2~4cm，大小均一	直径2~6cm
醋三棱	06190310600102320	直径2~4cm，大小均一	直径2~6cm

◈ 二、选货样品

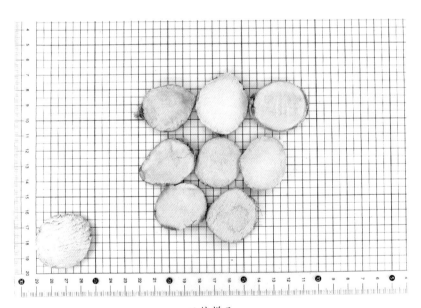

三棱样品

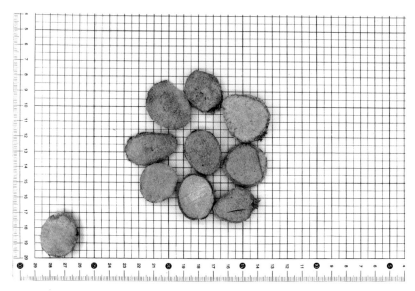

醋三棱样品

干 姜

质量需符合现行《中华人民共和国药典》要求。

 一、性状标准

1.药典标准

【药材】 干姜 呈扁平块状,具指状分枝,长 3~7cm,厚 1~2cm。表面灰黄色或浅灰棕色,粗糙,具纵皱纹和明显的环节。分枝处常有鳞叶残存,分枝顶端有茎痕或芽。质坚实,断面黄白色或灰白色,粉性或颗粒性,内皮层环纹明显,维管束及黄色油点散在。气香、特异,味辛辣。

干姜片 呈不规则纵切片或斜切片,具指状分枝,长 1~6cm,宽 1~2cm,厚 0.2~0.4cm。外皮灰黄色或浅黄棕色,粗糙,具纵皱纹及明显的环节。切面灰黄色或灰白色,略显粉性,可见较多的纵向纤维,有的呈毛状。质坚实,断面纤维性。气香、特异,味辛辣。

【饮片】 干姜 呈不规则片块状,厚 0.2~0.4cm。

2.省炮制规范标准

无。

3.饮片规格等级

炮制品名	国标编码	选货	统货
干姜	06193510500203005	略具粉性。无边片	边片占比≤10%

二、选货样品

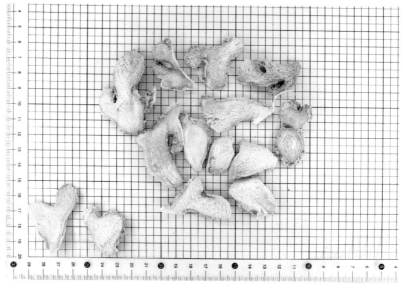

干姜样品

土茯苓

质量需符合现行《中华人民共和国药典》及《浙江省中药炮制规范》要求。

一、性状标准

1.药典标准

【药材】 略呈圆柱形,稍扁或呈不规则条块,有结节状隆起,具短分枝,长5~22cm,直径2~5cm。表面黄棕色或灰褐色,凹凸不平,有坚硬的须根残基,分枝顶端有圆形芽痕,有的外皮现不规则裂纹,并有残留的鳞叶。质坚硬。切片呈长圆形或不规则,厚1~5mm,边缘不整齐;切面类白色至淡红棕色,粉性,可见点状维管束及多数小亮点;质略韧,折断时有粉尘飞扬,以水湿润后有黏滑感。气微,味微甘、涩。

【饮片】 土茯苓 呈长圆形或不规则的薄片,边缘不整齐。切面黄白色或红棕色,粉性,可见点状维管束及多数小亮点;以水湿润后有黏滑感。气微,味微甘、涩。

2.省炮制规范标准

土茯苓(浙) 为长圆形、类圆形或不规则形的薄片或厚片,直径2~5cm。表面黄棕色或灰褐色。切面类白色,有时略显淡红棕色,粉性,散生筋脉点状维管束,具多数小亮点。质略韧,折断时有粉尘飞扬。以水略煎煮后有黏滑感。气微,味微甘、涩。

3.饮片规格等级

炮制品名	国标编码	选货	统货
土茯苓	06192910500102000	水湿润后有明显黏滑感,粉性足	水湿润后略有黏滑感,略有粉性
土茯苓(浙)	06192910500103007	水湿润后有明显黏滑感,粉性足	水湿润后略有黏滑感,略有粉性

二、选货样品

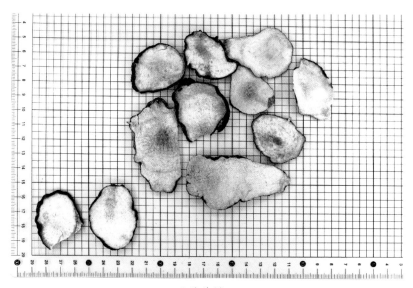

土茯苓样品

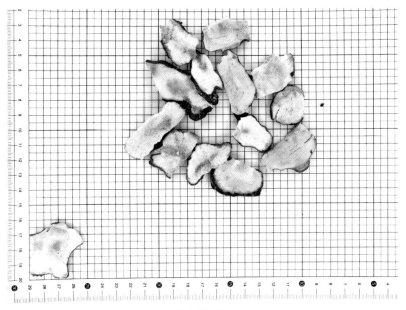

土茯苓(浙)样品

大 黄

质量需符合现行《中华人民共和国药典》要求。

 一、性状标准

1.药典标准

【药材】 呈类圆柱形、圆锥形、卵圆形或不规则块状,长 3~17cm,直径 3~10cm。除尽外皮者表面黄棕色至红棕色外,有的可见类白色网状纹理及星点(异型维管束)散在,残留的外皮棕褐色,多具绳孔及粗皱纹。质坚实,有的中心稍松软,断面淡红棕色或黄棕色,显颗粒性;根茎髓部宽广,有星点环列或散在;根木部发达,具放射状纹理,形成层环明显,无星点。气清香,味苦而微涩,嚼之粘牙,有沙粒感。

【饮片】 大黄 呈不规则类圆形厚片或块,大小不等。外表皮黄棕色或棕褐色,有纵皱纹及疙瘩状隆起。切面黄棕色至淡红棕色,较平坦,有明显散在或排列成环的星点,有空隙。

熟大黄 呈不规则的块片,表面黑色,断面中间隐约可见放射状纹理,质坚硬,气微香。

大黄炭 形如大黄片,表面焦黑色,内部深棕色或焦褐色,具焦香气。

2.省炮制规范标准

无。

3.饮片规格等级

炮制品名	国标编码	选货	统货
		大黄饮片规格等级	
大黄	06152310300103009	切面平整。星点片占比≥60%，无空心片，碎屑率≤5%	碎屑率≤10%
熟大黄	06152310300103610	切面平整。星点片占比≥60%，无空心片，碎屑率≤5%	碎屑率≤10%
大黄炭	06152310300103412	切面平整。无空心片，碎屑率≤8%	碎屑率≤15%

◆ 二、选货样品

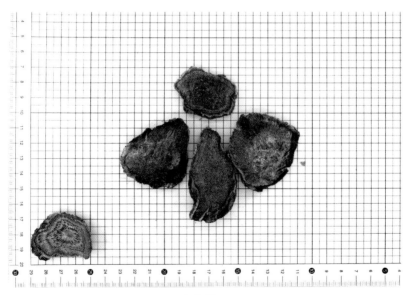

大黄样品

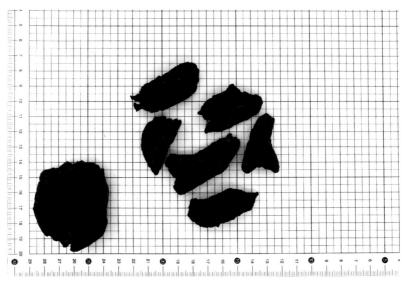

熟大黄样品

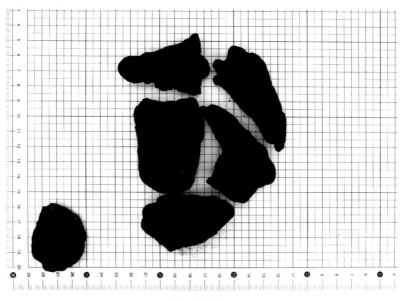

大黄炭样品

山慈菇

质量需符合现行《中华人民共和国药典》及《浙江省中药炮制规范》要求。

一、性状标准

1.药典标准

【药材】 **毛慈菇** 呈不规则扁球形或圆锥形,顶端渐突起,基部有须根痕。长 1.8~3.0cm,膨大部直径 1~2cm。表面黄棕色或棕褐色,有纵皱纹或纵沟,中部有 2~3 条微突起的环节,节上有鳞片叶干枯腐烂后留下的丝状纤维。质坚硬,难折断,断面灰白色或黄白色,略呈角质。气微,味淡,带黏性。

冰球子 呈圆锥形、瓶颈状或不规则团块,直径 1~2cm,高 1.5~2.5cm。顶端渐尖,尖端断头处呈盘状,基部膨大且圆平,中央凹入,有 1~2 条环节,多偏向一侧。撞去外皮者表面黄白色,带表皮者浅棕色,光滑,有不规则皱纹。断面浅黄色,角质半透明。气微,味淡,带黏性。

2.省炮制规范标准

毛慈菇 为类圆形或不规则形的薄片或厚片,表面黄棕色至棕褐色,有时可见环节微突起,节上残存丝状纤维。切面类白色至黄白色,略呈角质状。质硬脆。气微,味淡,嚼之有黏性。

冰球子 为类三角形或不规则的薄片或厚片,有时可见渐尖的顶端呈盘状。表面黄白色、黄绿色或浅棕色。切面类白色至浅黄色,略呈角质状。质硬脆。气微,味淡,嚼之有黏性。

3.饮片规格等级

		山慈菇饮片规格等级	
炮制品名	国标编码	选货	统货
山慈菇	06193910800102006	体饱满,无干瘪,嚼之黏性大	偶有干瘪,嚼之有黏性

二、选货样品

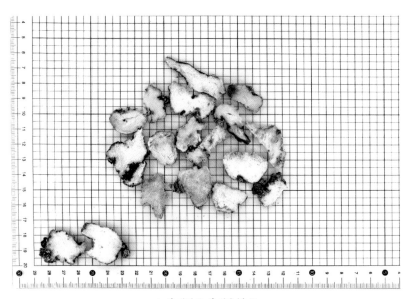

山慈菇(毛慈菇)样品

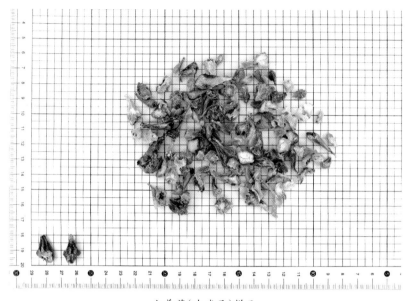

山慈菇(冰球子)样品

川贝母

质量需符合现行《中华人民共和国药典》及《浙江省中药炮制规范》要求。

一、性状标准

1.药典标准

【药材】 **松贝** 呈类圆锥形或近球形,高 0.3~0.8cm,直径 0.3~0.9cm。表面类白色。外层鳞叶 2 瓣,大小悬殊,大瓣紧抱小瓣,未抱部分呈新月形,习称"怀中抱月";顶部闭合,内有类圆柱形、顶端稍尖的心芽和小鳞叶 1~2 枚;先端钝圆或稍尖,底部平,微凹入,中心有一灰褐色的鳞茎盘,偶有残存须根。质硬而脆,断面白色,富粉性。气微,味微苦。

青贝 呈类扁球形,高 0.4~1.4cm,直径 0.4~1.6cm。外层鳞叶 2 瓣,大小相近,相对抱合,顶部开裂,内有心芽和小鳞叶 2~3 枚及细圆柱形的残茎。

炉贝 呈长圆锥形,高 0.7~2.5cm,直径 0.5~2.5cm。表面类白色或浅棕黄色,有的具棕色斑点。外层鳞叶 2 瓣,大小相近,顶部开裂而略尖,基部稍尖或较钝。

栽培品 呈类扁球形或短圆柱形,高 0.5~2.0cm,直径 1.0~2.5cm。表面类白色或浅棕黄色,稍粗糙,有的具浅黄色斑点。外层鳞叶 2 瓣,大小相近,顶部多开裂而较平。

【饮片】 同药材。

2.省炮制规范标准

川贝粉　细腻均匀、类白色的粉末。气微,味微甘、微苦。

3.饮片规格等级

炮制品名	国标编码	一等	二等	三等
		川贝母饮片规格等级		
川贝母	06192910700200001	松贝占比≥75%,直径 0.3~0.9cm,大小均一。无碎粒、油粒	松贝占比≥50%,直径0.3~2.5cm。碎粒、油粒占比≤5%	直径 0.3~2.5cm。碎粒、油粒占比≤10%
川贝粉	06192910700207000	颜色偏白,味微苦	类白色	—

二、一等样品

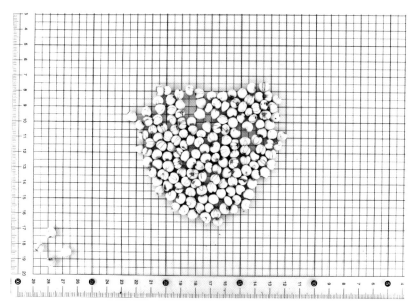

川贝母样品

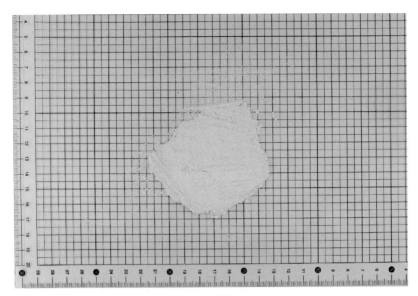

川贝粉样品

川牛膝

质量需符合现行《中华人民共和国药典》及《浙江省中药炮制规范》要求。

◆ 一、性状标准

1. 药典标准

【药材】 呈近圆柱形，微扭曲，向下略细或有少数分枝，长30~60cm，直径0.5~3.0cm。表面黄棕色或灰褐色，具纵皱纹、支根痕和多数横长的皮孔样突起。质韧，不易折断，断面浅黄色或棕黄色，维管束点状，排列成数轮同心环。气微，味甜。

【饮片】 川牛膝 呈圆形或椭圆形薄片。外表皮黄棕色或灰褐色。切面浅黄色至棕黄色。可见多数排列成数轮同心环的黄色点状维管束。气微，味甜。

2. 省炮制规范标准

川牛膝 多为类圆形或不规则形的厚片，直径0.5~3.0cm。表面黄棕色或灰褐色，具纵皱纹，有的可见突起的横向皮孔。切面浅黄色或棕黄色，异型维管束点状，排列成数轮同心环。质坚而韧。气微，味甘。

3.饮片规格等级

炮制品名	国标编码	选货	统货
川牛膝	06152510100102008	直径 0.8~3.0cm，大小均一。无根头片，无油片，无杂质	直径 0.5~3.0cm。含杂率≤3%

二、选货样品

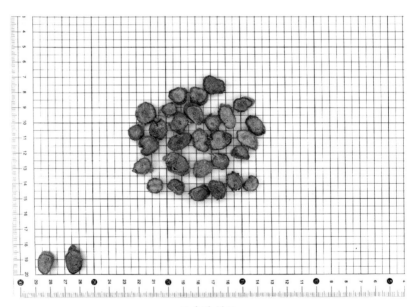

川牛膝样品

川　乌

质量需符合现行《中华人民共和国药典》及《浙江省中药炮制规范》要求。

一、性状标准

1.药典标准

【药材】　呈不规则的圆锥形,稍弯曲,顶端常有残茎,中部多向一侧膨大,长 2.0~7.5cm,直径 1.2~2.5cm。表面棕褐色或灰棕色,皱缩,有小瘤状侧根及子根脱离后的痕迹。质坚实,断面类白色或浅灰黄色,形成层环纹呈多角形。气微,味辛辣、麻舌。

2.省炮制规范标准

制川乌(浙)　呈不规则形或长三角形的片。表面黑褐色或黄褐色。部分切面有光泽,有的有裂隙,形成层环灰棕色。质轻脆,纤维性。气微,微有麻舌感。

3.饮片规格等级

川乌饮片规格等级			
炮制品名	国标编码	选货	统货
制川乌(浙)	06153710400103791	表面黑褐色,透心。无残茎	带残茎者占比<10%

二、选货样品

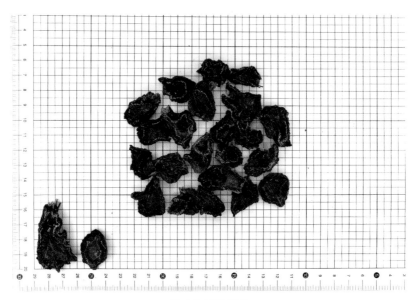

制川乌（浙）样品

川 芎

质量需符合现行《中华人民共和国药典》及《浙江省中药炮制规范》要求。

一、性状标准

1.药典标准

【药材】 为不规则结节状拳形团块,直径2~7cm。表面灰褐色或褐色,粗糙皱缩,有多数平行隆起的轮节,顶端有凹陷的类圆形茎痕,下侧及轮节上有多数小瘤状根痕。质坚实,不易折断,断面黄白色或灰黄色,散有黄棕色的油室,形成层环呈波状。气浓香,味苦、辛,稍有麻舌感,微回甜。

【饮片】 川芎 为不规则的厚片,外表皮灰褐色或褐色,有皱缩纹。切面黄白色或灰黄色,具有明显波状环纹或多角形纹理,散生黄棕色油点。质坚实。气浓香,味苦、辛,微甜。

2.省炮制规范标准

酒川芎 为不规则的厚片,直径2~7cm。表面深黄褐色至棕褐色,粗糙皱缩,有的可见凹陷的茎痕。切面黄褐色至棕褐色,具波状环纹或多角形纹理。质坚实。气浓香,微有酒香气,味苦、辛,微甜。

3.饮片规格等级

炮制品名	国标编码	选货	统货
川芎	06164310500103002	直径 2.5~7.0cm。无焦枯	直径2~7cm。焦枯片占比≤10%
酒川芎	06164310500103316	直径 2.5~7.0cm。无焦枯	直径2~7cm。焦枯片占比≤10%

二、选货样品

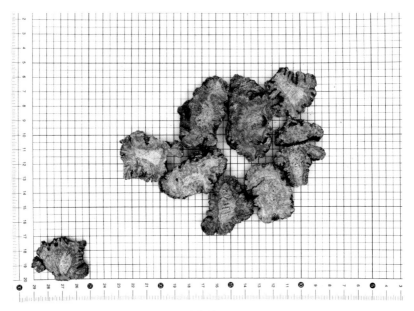

川芎样品

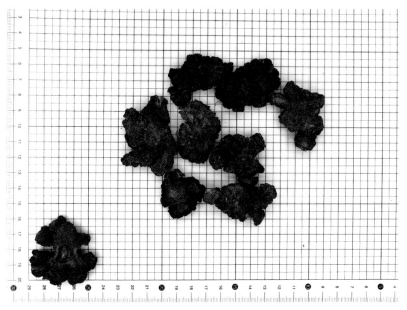

酒川芎样品

天 冬

质量需符合现行《中华人民共和国药典》及《浙江省中药炮制规范》要求。

一、性状标准

1.药典标准

【药材】 呈长纺锤形,略弯曲,长5~18cm,直径0.5~2.0cm。表面黄白色至淡黄棕色,半透明,光滑或具深浅不等的纵皱纹,偶有残存的灰棕色外皮。质硬或柔润,有黏性,断面角质样,中柱黄白色。气微,味甜、微苦。

【饮片】 天冬 呈类圆形或不规则形的片。外表面黄白色至淡黄棕色,半透明,光滑或具深浅不等的纵皱纹,偶有残存的灰棕色外皮。质硬或柔润,有黏性。切面角质样,中柱黄白色。气微,味甜、微苦。

2.省炮制规范标准

天冬 淡黄色至黄棕色的半透明的小段,直径0.5~2.0cm。表面有纵沟。切面角质样,中央有一不透明的黄色细心。质硬或柔韧,有黏性。气微,味甘、微苦。

3.饮片规格等级

炮制品名	国标编码	选货	统货
天冬	06192910400202008	直径 0.6~2.0cm，大小均一。无外皮残留，无白心	直径 0.5~2.0cm

天冬饮片规格等级

◈ 二、选货样品

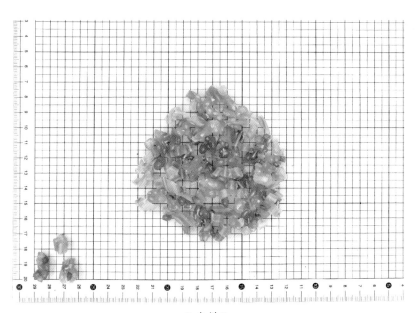

天冬样品

天花粉

质量需符合现行《中华人民共和国药典》要求。

 一、性状标准

1.药典标准

【药材】 呈不规则圆柱形、纺锤形或瓣块状，长 8~16cm，直径 1.5~5.5cm。表面黄白色或淡棕黄色，有纵皱纹、细根痕及略凹陷的横长皮孔，有的有黄棕色外皮残留。质坚实，断面白色或淡黄色，富粉性，横切面可见黄色木质部，略呈放射状排列，纵切面可见黄色条纹状木质部。气微，味微苦。

【饮片】 天花粉 呈类圆形、半圆形或不规则形的厚片。外表皮黄白色或淡棕黄色。切面可见黄色木质部小孔，略呈放射状排列。气微，味微苦。

2.省炮制规范标准

无。

3.饮片规格等级

天花粉饮片规格等级			
炮制品名	国标编码	选货	统货
天花粉	06174010100103002	厚 0.2~0.4cm，导管孔明显。无枯片	枯片占比≤10%

二、选货样品

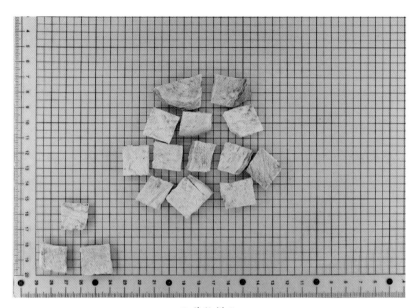

天花粉样品

天　麻

质量需符合现行《中华人民共和国药典》要求。

 一、性状标准

1.药典标准

【药材】　呈椭圆形或长条形,略扁,皱缩而稍弯曲,长 3~15cm,宽 1.5~6.0cm,厚 0.5~2.0cm。表面黄白色至黄棕色,有纵皱纹及由潜伏芽排列而成的横环纹多轮,有时可见棕褐色菌索。顶端有红棕色至深棕色鹦嘴状的芽或残留茎基;另一端有圆脐形疤痕。质坚硬,不易折断,断面较平坦,黄白色至淡棕色,角质样。气微,味甘。

【饮片】　天麻　呈不规则的薄片。外表皮淡黄色至黄棕色,有时可见点状排成的横环纹。切面黄白色至淡棕色。角质样,半透明。气微,味甘。

2.省炮制规范标准

无。

3.饮片规格等级

炮制品名	国标编码	选货	统货
天麻	06193910600102008	1~2mm半透明薄片,大小均一。点状环纹明显,部分顶端有红棕色鹦嘴状的芽。体饱满,质坚实,切面无白心。无残茎,无黑片	质坚实或松泡,切面偶有白心或空心

二、选货样品

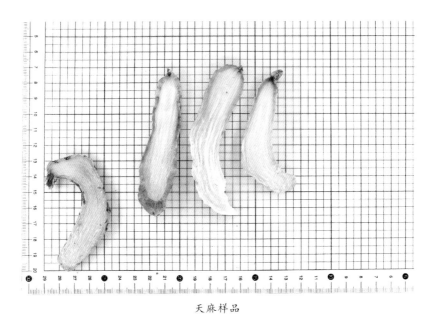

天麻样品

天葵子

质量需符合现行《中华人民共和国药典》要求。

 一、性状标准

1.药典标准

【药材】　呈不规则短柱状、纺锤状或块状，略弯曲，长1~3cm，直径0.5~1.0cm。表面暗褐色至灰黑色，具不规则的皱纹及须根或须根痕。顶端常有茎叶残基，外被数层黄褐色鞘状鳞片。质较软，易折断，断面皮部类白色，木部黄白色或黄棕色，略呈放射状。气微，味甘、微苦辛。

【饮片】　天葵子　同药材。

2.省炮制规范标准

无。

3.饮片规格等级

天葵子饮片规格等级			
炮制品名	国标编码	选货	统货
天葵子	06153710400200001	体饱满，直径0.6~1.0cm，断面类白色	直径0.5~1.0cm

◆ 二、选货样品

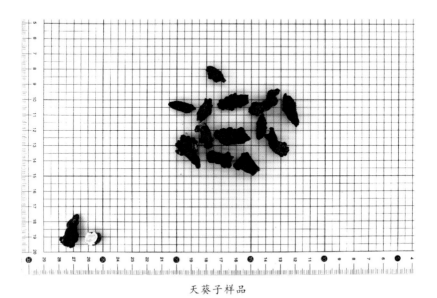

天葵子样品

木　香

质量需符合现行《中华人民共和国药典》及《浙江省中药炮制规范》要求。

◈ 一、性状标准

1.药典标准

【药材】　呈圆柱形或半圆柱形,长5~10cm,直径0.5~5.0cm。表面黄棕色至灰褐色,有明显的皱纹、纵沟及侧根痕。质坚,不易折断,断面灰褐色至暗褐色,周边灰黄色或浅棕黄色,形成层环棕色,有放射状纹理及散在的褐色点状油室。气香特异,味微苦。

【饮片】　木香　为类圆形或不规则的厚片,外表皮黄棕色至灰褐色,有皱纹。切面棕黄色至棕褐色,中部有明显的菊花心状的放射状纹理,形成层环棕色至棕褐色,褐色油点(油室)散在,气微香,味微苦。

2.省炮制规范标准

麸木香　为类圆形或不规则的厚片,直径0.5~5.0cm。表面黄褐色至棕褐色,微具焦斑,有皱纹和纵沟。切面皮部灰黄色至棕褐色,形成层环棕色至棕褐色,木部灰褐色至棕褐色,可见放射状纹理及散生的褐色点状油室。质坚而韧。气香特异,味微苦。

3.饮片规格等级

炮制品名	国标编码	选货	统货
		木香饮片规格等级	
木香	06174410100303004	直径 1.5~5.0cm，大小均一。无油片	直径0.5~5.0cm
麸木香	06174410100303219	直径 1.5~5.0cm，大小均一。无油片	直径0.5~5.0cm

二、选货样品

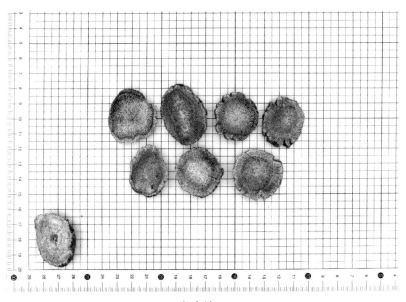

木香样品

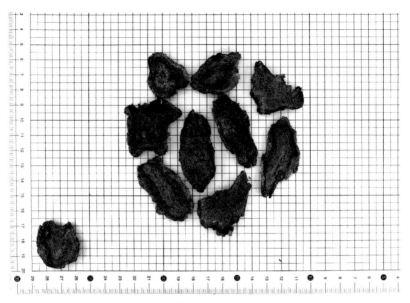

麸木香样品

太子参

质量需符合现行《中华人民共和国药典》及《浙江省中药炮制规范》要求。

◆ **一、性状标准**

1.药典标准

【药材】 呈细长纺锤形或细长条形,稍弯曲,长3~10cm,直径0.2~0.6cm。表面灰黄色至黄棕色,较光滑,微有纵皱纹,凹陷处有须根痕。顶端有茎痕。质硬而脆,断面较平坦,周边淡黄棕色,中心淡黄白色,角质样。气微,味微甘。

【饮片】 太子参 同药材。

2.省炮制规范标准

太子参 呈细长纺锤形或细长条形,稍弯曲,长3~10cm,直径0.2~0.6cm。表面灰黄色至黄棕色,较光滑,微有纵皱纹,并可见细密的横纹,凹陷处有须根痕,顶端有茎痕。质硬而脆,断面较平坦,周边黄棕色,中心淡黄白色,角质样;或类白色,粉性。气特异,味微甘。

3.饮片规格等级

太子参饮片规格等级			
炮制品名	国标编码	选货	统货
太子参	06153110400100002	上中部直径 0.3~0.6cm,末端直径≥0.2cm,断面偏白	上中部直径 0.2~0.6cm

◆ 二、选货样品

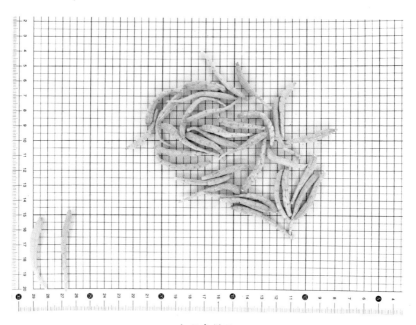

太子参样品

牛　膝

质量需符合现行《中华人民共和国药典》要求。

一、性状标准

1.药典标准

【药材】　呈细长圆柱形,挺直或稍弯曲,长15~70cm,直径0.4~1.0cm。表面灰黄色或淡棕色,有微扭曲的细纵皱纹、排列稀疏的侧根痕和横长皮孔样的突起。质硬脆,易折断,受潮后变软,断面平坦,淡棕色,略呈角质样而油润,中心维管束木质部较大,黄白色,其外周散有多数黄白色点状维管束,断续排列成2~4轮。气微,味微甜而稍苦涩。

【饮片】　牛膝　呈圆柱形的段。外表皮灰黄色或淡棕色,有微细的纵皱纹及横长皮孔。质硬脆,易折断,受潮变软。切面平坦,淡棕色或棕色,略呈角质样而油润,中心维管束木部较大,黄白色,其外围散有多数黄白色点状维管束,断续排列成2~4轮。气微,味微甜而稍苦涩。

2.省炮制规范标准

无。

3.饮片规格等级

炮制品名	国标编码	选货	统货
牛膝	06152510100204009	直径 0.6~1.0cm, 大小均一。无根头,无油黑片	直径 0.4~1.0cm

◆◆ 二、选货样品

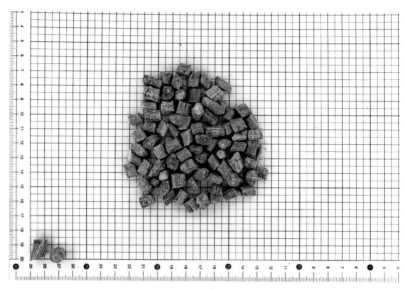

牛膝样品

升 麻

质量需符合现行《中华人民共和国药典》及《浙江省中药炮制规范》要求。

◆ 一、性状标准

1.药典标准

【药材】 为不规则的长形块状,多分枝,呈结节状,长10~20cm,直径2~4cm。表面黑褐色或棕褐色,粗糙不平,有坚硬的细须根残留,上面有数个圆形空洞的茎基痕,洞内壁显网状沟纹;下面凹凸不平,具须根痕。体轻,质坚硬,不易折断,断面不平坦,有裂隙,纤维性,黄绿色或淡黄白色。气微,味微苦而涩。

【饮片】 升麻 为不规则的厚片,厚2~4mm。外表面黑褐色或棕褐色,粗糙不平,有的可见须根痕或坚硬的细须根残留,切面黄绿色或淡黄白色,具有网状或放射状纹理。体轻,质硬,纤维性。气微,味微苦而涩。

2.省炮制规范标准

升麻 多为类圆形或不规则形的厚片,直径2~4cm,表面黑褐色或灰褐色,有时可见须根痕,外皮易脱落,内壁显网状沟纹。切面纤维性,皮部薄,易剥落;木部灰白色,具放射状的纹理和裂隙,中心有的呈空洞状。质坚硬,纤维性。气微,味微苦而涩。

蜜升麻 略具光泽,滋润。味微甘。

升麻炭 表面焦黑色。质松脆,断面棕褐色。略具焦气,味微苦。

3.饮片规格等级

		升麻饮片规格等级	
炮制品名	国标编码	选货	统货
升麻	06153710500103004	直径 2.5cm 以上的片占比≥50%，大小均一	直径 2~4cm
蜜升麻	06153710500103356	直径 2.5cm 以上的片占比≥50%，大小均一	直径 2~4cm
升麻炭	06153710500103417	直径 2.5cm 以上的片占比≥50%，大小均一	直径 2~4cm

二、选货样品

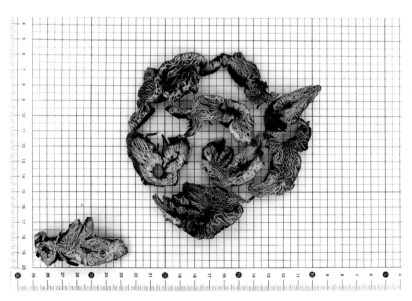

升麻样品

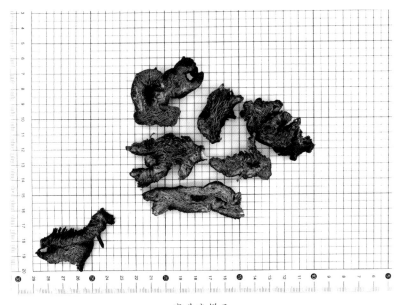

蜜升麻样品

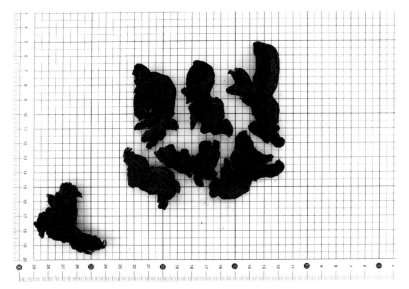

升麻炭样品

片姜黄

质量需符合现行《中华人民共和国药典》要求。

 一、性状标准

1.药典标准

【药材】 呈长圆形或不规则的片状,大小不一,长3~6cm,宽1~3cm,厚0.1~0.4cm。外皮灰黄色,粗糙皱缩,有时可见环节及须根痕。切面黄白色至棕黄色,有一圈环纹及多数筋脉小点。质脆而坚实。断面灰白色至棕黄色,略粉质。气香特异,味微苦而辛凉。

【饮片】 片姜黄 同药材。

2.省炮制规范标准

无。

3.饮片规格等级

片姜黄饮片规格等级			
炮制品名	国标编码	选货	统货
片姜黄	06193510500303002	宽2~3cm的片占比≥75%,香气浓郁	宽1~3cm

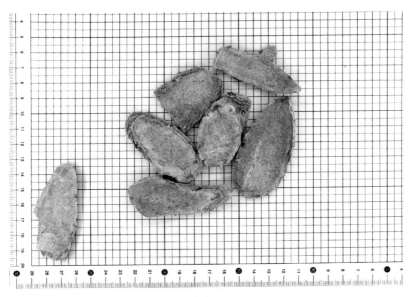

片姜黄样品

丹　参

质量需符合现行《中华人民共和国药典》及《浙江省中药炮制规范》要求。

一、性状标准

1.药典标准

【药材】　根茎短粗,顶端有时残留茎基。根数条,长圆柱形,略弯曲,有的分枝并具须状细根,长 10~20cm,直径 0.3~1.0cm。表面棕红色或暗棕红色,粗糙,具纵皱纹。老根外皮疏松,多显紫棕色,常呈鳞片状剥落。质硬而脆,断面疏松,有裂隙或略平整而致密,皮部棕红色,木部灰黄色或紫褐色,导管束黄白色,呈放射状排列。气微,味微苦涩。

栽培品　较粗壮,直径 0.5~1.5cm。表面红棕色,具纵皱纹,外皮紧贴不易剥落。质坚实,断面较平整,略呈角质样。

【饮片】　丹参　呈类圆形或椭圆形的厚片。外表皮棕红色或暗棕红色,粗糙,具纵皱纹。切面有裂隙或略平整而致密,有的呈角质样,皮部棕红色,木部灰黄色或紫褐色,有黄白色放射状纹理。气微,味微苦涩。

2.省炮制规范标准

丹参　多为不规则的厚片。表面棕红色至棕褐色,具纵皱纹。切面皮部红色或棕褐色,木部黄白色或紫褐色,具放射状纹理。质脆,气微,味微苦涩。

炒丹参 表面紫褐色或灰褐色,微具焦斑。

3.饮片规格等级

		丹参饮片规格等级	
炮制品名	国标编码	选货	统货
丹参	06172210300103006	直径 0.6~1.2cm,大小均一。无根头片	直径0.3~1.5cm
炒丹参	06172210300103112	直径 0.6~1.2cm,大小均一。无根头片	直径0.3~1.5cm

二、选货样品

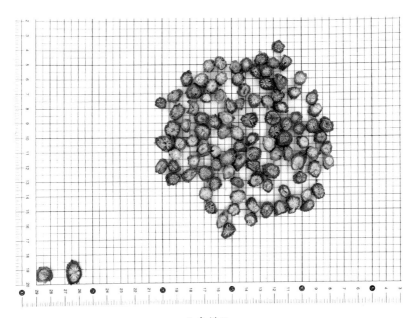

丹参样品

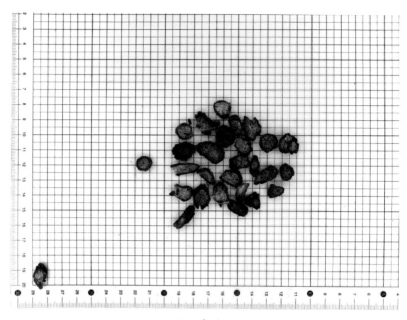

炒丹参样品

乌　药

质量需符合现行《中华人民共和国药典》及《浙江省中药炮制规范》要求。

◆ 一、性状标准

1.药典标准

【药材】　多呈纺锤状,略弯曲,有的中部收缩成连珠状,长6~15cm,直径1~3cm。表面黄棕色或黄褐色,有纵皱纹及稀疏的细根痕。质坚硬。切片厚0.2~2.0mm,切面黄白色或淡黄棕色,射线放射状,可见年轮环纹,中心颜色较深。气香,味微苦、辛,有清凉感。

质老、不呈纺锤状的直根,不可供药用。

【饮片】　乌药　呈类圆形的薄片。外表皮黄棕色或黄褐色。切面黄白色或淡黄棕色,射线放射状,可见年轮环纹。质脆。气香,味微苦、辛,有清凉感。

2.省炮制规范标准

乌药　多为类圆形的薄片,直径1~3cm,表面黄棕色或黄褐色。切面黄白色至淡黄棕色,有细密的放射状纹理及年轮,中心色稍深。质脆易碎。气香,味微苦、辛,有清凉感。

3.饮片规格等级

乌药饮片规格等级			
炮制品名	国标编码	选货	统货
乌药	06154510400102003	大小均一,香气浓郁	直径1~3cm

◆ 二、选货样品

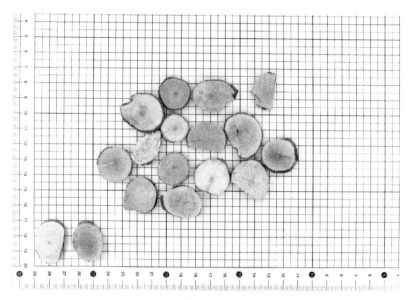

乌药样品

巴戟天

质量需符合现行《中华人民共和国药典》及《浙江省中药炮制规范》要求。

◆ 一、性状标准

1.药典标准

【药材】 为扁圆柱形,略弯曲,长短不等,直径0.5~2.0cm。表面灰黄色或暗灰色,具纵纹和横裂纹,有的皮部横向断离露出木部;质韧,断面皮部厚,紫色或淡紫色,易与木部剥离;木部坚硬,黄棕色或黄白色,直径1~5mm。气微,味甘而微涩。

2.省炮制规范标准

生巴戟肉 为扁圆形或不规则形的小段,直径0.5~1.5cm。表面灰黄色或暗灰色,具纵纹。切面中空,紫色或淡紫色。质硬而脆。气微,味甘、微涩。

3.饮片规格等级

炮制品名	国标编码	选货	统货
生巴戟肉	06173510100104609	直径0.8~1.5cm,切面紫色	直径0.5~1.5cm,切面紫色或淡紫色

二、选货样品

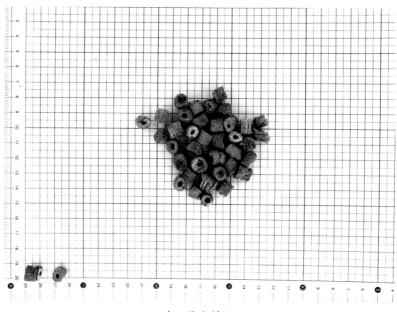

生巴戟肉样品

玉 竹

质量需符合现行《中华人民共和国药典》及《浙江省中药炮制规范》要求。

一、性状标准

1.药典标准

【药材】 呈长圆柱形,略扁,少有分枝,长4~18cm,直径0.3~1.6cm。表面黄白色或淡黄棕色,半透明,具纵皱纹和微隆起的环节,有白色圆点状的须根痕和圆盘状茎痕。质硬而脆或稍软,易折断,断面角质样或显颗粒性。气微,味甘,嚼之发黏。

【饮片】 **玉竹** 呈不规则的厚片或段。外表皮黄白色至淡黄棕色,半透明,有时可见环节。切面角质样或显颗粒性。气微,味甘,嚼之发黏。

2.省炮制规范标准

制玉竹 为扁柱形的段,直径0.3~1.6cm。外表黑色,表皮具细纵皱纹及微隆起环节,有的可见圆点状根痕及圆盘状茎痕。切面角质样或显颗粒性,质地柔软,内部黑色或近黑色。气似焦糖,味微甜,嚼之发黏。

3.饮片规格等级

炮制品名	国标编码	选货	统货
玉竹	06192910500203004	直径 0.4~1.6cm，大小均一，黄白色。无油片	直径 0.3~1.6cm
制玉竹	06192910500203608	直径 0.4~1.6cm，大小均一，内外黑色	直径 0.3~1.6cm

二、选货样品

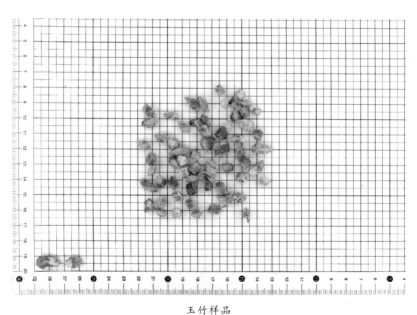

玉竹样品

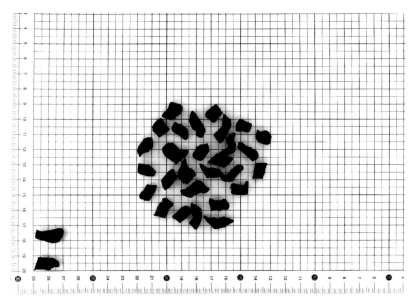

制玉竹样品

甘　松

质量需符合现行《中华人民共和国药典》要求。

 一、性状标准

1.药典标准

【药材】　略呈圆锥形,多弯曲,长5~18cm。根茎短小,上端有茎、叶残基,呈狭长的膜质片状或纤维状。外层黑棕色,内层棕色或黄色。根单一或数条交结、分枝或并列,直径0.3~1.0cm。表面棕褐色,皱缩,有细根和须根。质松脆,易折断,断面粗糙,皮部深棕色,常呈裂片状,木部黄白色。气特异,味苦而辛,有清凉感。

【饮片】　甘松　呈不规则的长段。根呈圆柱形,表面棕褐色。质松脆。切面皮部深棕色,常呈裂片状,木部黄白色。气特异,味苦而辛。

2.省炮制规范标准

无。

3.饮片规格等级

炮制品名	国标编码	选货	统货
甘松	06173810300103007	根占比≥40%。泥沙等杂质占比≤3%	根占比≥20%

甘松饮片规格等级

二、选货样品

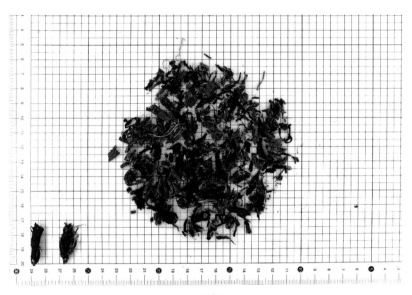

甘松样品

甘　草

质量需符合现行《中华人民共和国药典》及《浙江省中药炮制规范》要求。

一、性状标准

1.药典标准

【药材】　甘草　根呈圆柱形，长25~100cm，直径0.6~3.5cm。外皮松紧不一。表面红棕色或灰棕色，具显著的纵皱纹、沟纹、皮孔及稀疏的细根痕。质坚实，断面略显纤维性，黄白色，粉性，形成层环明显，射线放射状，有的有裂隙。根茎呈圆柱形，表面有芽痕，断面中部有髓。气微，味甜而特殊。

胀果甘草　根和根茎木质粗壮，有的分枝，外皮粗糙，多灰棕色或灰褐色。质坚硬，木质纤维多，粉性小。根茎不定芽多而粗大。

光果甘草　根和根茎质地较坚实，有的分枝，外皮不粗糙，多灰棕色，皮孔细而不明显。

【饮片】　甘草片　呈类圆形或椭圆形的厚片。外表皮红棕色或灰棕色，具纵皱纹。切面略显纤维性，中心黄白色，有明显放射状纹理及形成层环。质坚实，具粉性。气微，味甜而特殊。

炙甘草　呈类圆形或椭圆形切片。外表皮红棕色或灰棕色，微有光泽。切面黄色至深黄色，形成层环明显，射线放射状。略有黏性。具焦香气，味甜。

2.省炮制规范标准

炒甘草 为类圆形或椭圆形的厚片或短段,直径0.6~3.5cm。根表面红棕色、灰棕色或灰褐色,有的粗糙,或具显著的纵皱纹、沟纹、裂纹及皮孔;质坚实;切面深黄色,微具焦斑,略显粉性或纤维性,形成层环明显,木部具放射状纹理。根茎表面有芽痕,切面有髓。气微,味甜而特异。

3.饮片规格等级

甘草饮片规格等级			
炮制品名	国标编码	选货	统货
甘草片	06156310300203002	直径 0.8~1.5cm,大小均一,外表皮红棕色,粉性足	直径 0.6~3.5cm
炙甘草	06156310300203354	直径 0.8~1.5cm,外表皮红棕色,略有黏性	直径 0.6~3.5cm
炒甘草	06156310300203118	直径 0.8~1.5cm,外表皮红棕色,略显粉性或纤维性	直径 0.6~3.5cm

◆ **二、选货样品**

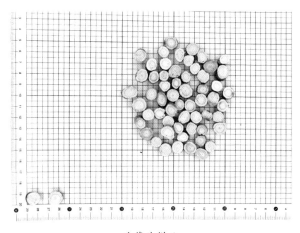

甘草片样品

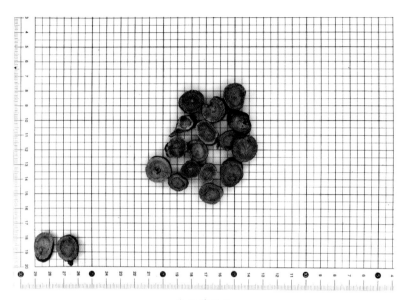

炙甘草样品

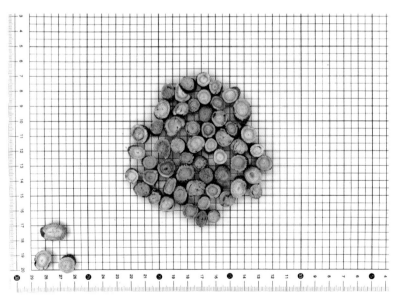

炒甘草样品

石菖蒲

质量需符合现行《中华人民共和国药典》要求。

 一、性状标准

1.药典标准

【药材】 呈扁圆柱形,多弯曲,常有分枝,长3~20cm,直径0.3~1.0cm。表面棕褐色或灰棕色,粗糙,有疏密不匀的环节,节间长0.2~0.8cm,具细纵纹,一面残留须根或圆点状根痕;叶痕呈三角形,左右交互排列,有的其上有毛鳞状的叶基残余。质硬,断面纤维性,类白色或微红色,内皮层环明显,可见多数维管束小点及棕色油细胞。气芳香,味苦、微辛。

【饮片】 **石菖蒲** 呈扁圆形或长条形的厚片。外表皮棕褐色或灰棕色,有的可见环节及根痕。切面纤维性,类白色或微红色,有明显环纹及油点。气芳香,味苦、微辛。

2.省炮制规范标准

无。

3.饮片规格等级

石菖蒲饮片规格等级			
炮制品名	国标编码	选货	统货
石菖蒲	06191610500203004	直径0.4~1.0cm,香气浓郁	直径0.3~1.0cm

◈ 二、选货样品

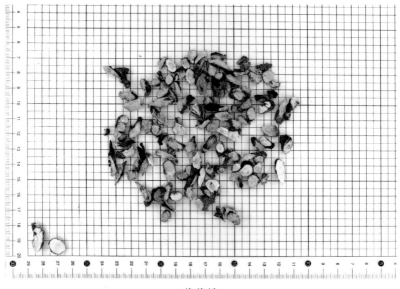

石菖蒲样品

龙 胆

质量需符合现行《中华人民共和国药典》要求。

◆ 一、性状标准

1.药典标准

【药材】 龙胆 根茎呈不规则的块状，长 1~3cm，直径 0.3~
1.0cm；表面暗灰棕色或深棕色，上端有茎痕或残留茎基，周围和下
端着生多数细长的根。根圆柱形，略扭曲，长 10~20cm，直径 0.2~
0.5cm；表面淡黄色或黄棕色，上部多有显著的横皱纹，下部较细，有
纵皱纹及支根痕。质脆，易折断，断面略平坦，皮部黄白色或淡黄棕
色，木部色较浅，呈点状环列。气微，味甚苦。

坚龙胆 表面无横皱纹，外皮膜质，易脱落，木部黄白色，易与
皮部分离。

【饮片】 龙胆

龙胆 呈不规则形的段。根茎呈不规则块片，表面暗灰棕色或
深棕色。根圆柱形，表面淡黄色至黄棕色，有的有横皱纹，具纵皱
纹。切面皮部黄白色至棕黄色，木部色较浅。气微，味甚苦。

坚龙胆 呈不规则形的段。根表面无横皱纹，膜质外皮已脱
落，表面黄棕色至深棕色。切面皮部黄棕色，木部色较浅。

2.省炮制规范标准

无。

3.饮片规格等级

炮制品名	国标编码	选货	统货
龙胆饮片规格等级			
龙胆	06171410300104008	根茎占比≤20%。无杂质	根茎占比≤40%

二、选货样品

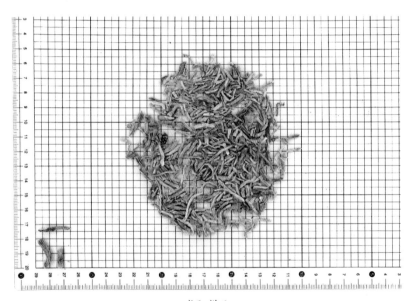

龙胆样品

北沙参

质量需符合现行《中华人民共和国药典》及《浙江省中药炮制规范》要求。

一、性状标准

1.药典标准

【药材】　呈细长圆柱形,偶有分枝,长 15~45cm,直径 0.4~1.2cm。表面淡黄白色,略粗糙,偶有残存外皮,不去外皮的表面黄棕色。全体有细纵皱纹和纵沟,并有棕黄色点状细根痕;顶端常留有黄棕色根茎残基;上端稍细,中部略粗,下部渐细。质脆,易折断,断面皮部浅黄白色,木部黄色。气特异,味微甘。

【饮片】　北沙参　切段。

2.省炮制规范标准

北沙参　为圆柱形的短段或类圆形的厚片,直径0.4~1.2cm。表面淡黄色,偶有残存的黄棕色外皮,未去外皮者表面黄棕色,具细纵皱纹及纵沟,有的可见根痕。切面角质样,皮部浅黄白色,木部黄色。质脆。气特异,味微甘。

3.饮片规格等级

北沙参饮片规格等级			
炮制品名	国标编码	选货	统货
北沙参	06164310100104003	直径 0.5~1.2cm。无根头片,无空洞	直径 0.4~1.2cm

◆〉二、选货样品

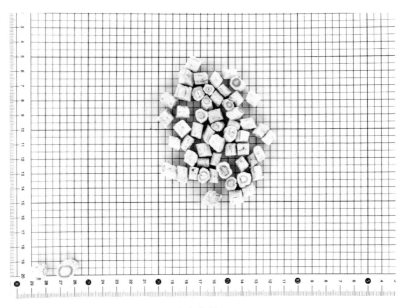

北沙参样品

仙灵脾

质量需符合现行《浙江省中药炮制规范》要求。

一、性状标准

1.药典标准

无。

2.省炮制规范标准

仙灵脾 为不规则形的厚片或结节状的段,有的具有分枝。表面棕褐色至灰褐色,结节呈小瘤状突起,有残留根痕。切面皮部薄,浅棕褐色,木部黄白色至灰黄色,致密。质硬。气微,味微苦、涩。

3.饮片规格等级

炮制品名	国标编码	选货	统货
仙灵脾	06153910500103008	厚片,木部黄白色。基本无须根,无杂质	偶有须根,含杂率≤3%

二、选货样品

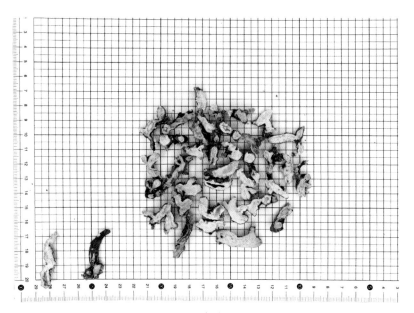

仙灵脾样品

仙　茅

质量需符合现行《中华人民共和国药典》要求。

 一、性状标准

1.药典标准

【药材】　呈圆柱形,略弯曲,长 3~10cm,直径 0.4~1.2cm。表面棕色至褐色,粗糙,有细孔状的须根痕和横皱纹。质硬而脆,易折断,断面不平坦,灰白色至棕褐色,近中心处色较深。气微香,味微苦、辛。

【饮片】　仙茅　呈类圆形或不规则形的厚片或段,外表皮棕色至褐色,粗糙,有的可见纵横皱纹和细孔状的须根痕。切面灰白色至棕褐色,有多数棕色小点,中间有深色环纹。气微香,味微苦、辛。

2.省炮制规范标准

无。

3.饮片规格等级

仙茅饮片规格等级			
炮制品名	国标编码	选货	统货
仙茅	06193010500104000	直径 0.4~0.8cm	直径 0.4~1.2cm

二、选货样品

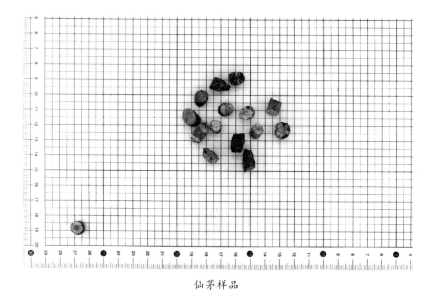

仙茅样品

白 及

质量需符合现行《中华人民共和国药典》及《浙江省中药炮制规范》要求。

一、性状标准

1.药典标准

【药材】 呈不规则扁圆形,多有2~3个爪状分枝,少数具有4~5个爪状分枝,长1.5~6.0cm,厚0.5~3.0cm。表面灰白色至灰棕色,或黄白色,有数圈同心环节和棕色点状须根痕,上面有突起的茎痕,下面有连接另一块茎的痕迹。质坚硬,不易折断,断面类白色,角质样。气微,味苦,嚼之有黏性。

【饮片】 白及 呈不规则的薄片。外表皮灰白色至灰棕色,或黄白色。切面类白色至黄白色,角质样,半透明,维管束小点状,散生。质脆。气微,味苦,嚼之有黏性。

2.省炮制规范标准

白及粉 为粒度均匀、类白色或淡黄白色的粉末。气微,味苦,遇水具黏性。

3.饮片规格等级

炮制品名	国标编码	选货	统货
白及	06193910600202005	长2~6cm,大小均一,苦味明显,嚼之黏性大	长1.5~6.0cm
白及粉	06193910600207000	类白色,遇水黏性大	类白色或淡黄白色

二、选货样品

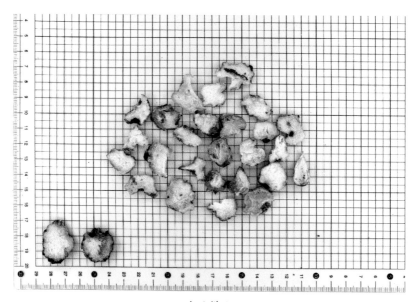

白及样品

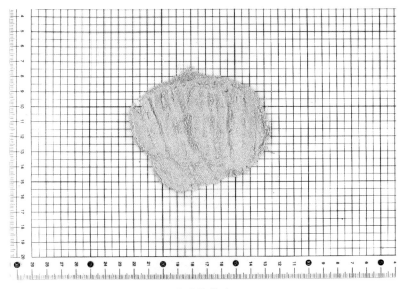

白及粉样品

白　术

质量需符合现行《中华人民共和国药典》及《浙江省中药炮制规范》要求。

一、性状标准

1.药典标准

【药材】　为不规则的肥厚团块,长3~13cm,直径1.5~7.0cm。表面灰黄色或灰棕色,有瘤状突起及断续的纵皱和沟纹,并有须根痕,顶端有残留茎基和芽痕。质坚硬不易折断,断面不平坦,黄白色至淡棕色,有棕黄色的点状油室散在;烘干者断面角质样,色较深或有裂隙。气清香,味甘、微辛,嚼之略带黏性。

【饮片】　白术　呈不规则的厚片。外表皮灰黄色或灰棕色。切面黄白色至淡棕色,散生棕黄色的点状油室,木部具放射状纹理;烘干者切面角质样,色较深或有裂隙。气清香,味甘、微辛,嚼之略带黏性。

麸炒白术　呈不规则的厚片。表面黄棕色,偶见焦斑。略有焦香气。

2.省炮制规范标准

白术　多为类圆形或不规则形的厚片,直径1~7cm。表面灰黄色或灰棕色,有时可见细纵纹。切面黄白色至淡棕色,散生棕黄色的点状油室,木部具放射状纹理,髓部色较浅;烘干者色较深,角质样,有裂隙。气清香,味甘、微辛,嚼之略有黏性。

麸炒白术　表面深黄色,微具焦斑。折断面略显黄色。略有焦香气。

3.饮片规格等级

炮制品名	国标编码	选货	统货
白术	06174410500203003	直径2~5cm,表面平整,有裂隙	直径1.5~7.0cm
麸炒白术	06174410500203218	直径2~5cm。表面平整,有裂隙	直径1.5~7.0cm

二、选货样品

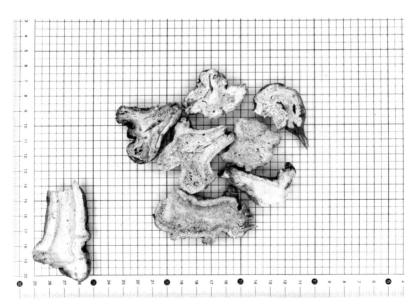

白术样品

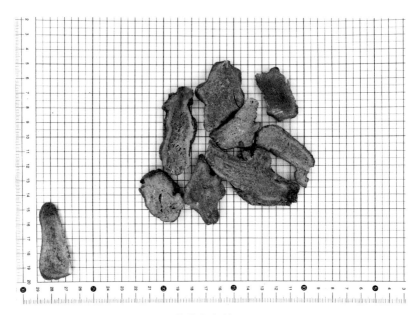

麸炒白术样品

白　芍

质量需符合现行《中华人民共和国药典》及《浙江省中药炮制规范》要求。

◆ 一、性状标准

1.药典标准

【药材】　呈圆柱形,平直或稍弯曲,两端平截,长5~18cm,直径1.0~2.5cm。表面类白色或淡棕红色,光洁或有纵皱纹及细根痕,偶有残存的棕褐色外皮。质坚实,不易折断,断面较平坦,类白色或微带棕红色,形成层环明显,射线放射状。气微,味微苦、酸。

【饮片】　白芍　呈类圆形的薄片。表面淡棕红色或类白色。切面微带棕红色或类白色,形成层环明显,可见稍隆起的筋脉纹呈放射状排列。气微,味微苦、酸。

酒白芍　形如白芍片,表面微黄色或淡棕黄色,有的可见焦斑。微有酒香气。

2.省炮制规范标准

白芍　多为类圆形的片,直径1.0~2.5cm。切面类白色或微带棕红色,平滑,角质样,形成层环稍明显,木部具较稀疏的放射状纹理。质脆。气微,味微苦,酸。

麸白芍　多为类圆形的片,直径1.0~2.5cm。切面黄色,微具焦斑,平滑,角质样,形成层环稍明显,木部具较稀疏的放射状纹理。质脆,折断面略显黄色。气微,略有焦香气,味微苦、酸。

酒白芍　切面黄色。微有酒香气。

3.饮片规格等级

	白芍饮片规格等级		
炮制品名	国标编码	选货	统货
白芍	06153710100202008	直径 1.2~2.0cm，大小均一。无破碎片	直径 1.0~2.5cm
麸白芍	06153710100202213	直径 1.2~2.0cm，大小均一。无破碎片	直径 1.0~2.5cm
酒白芍	06153710100202312	直径 1.2~2.0cm，大小均一。无破碎片	直径 1.0~2.5cm

二、选货样品

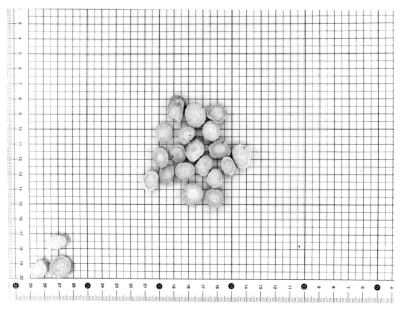

白芍样品

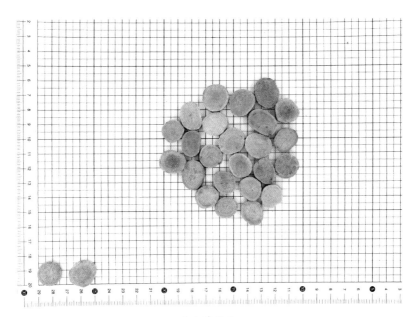

麸白芍样品

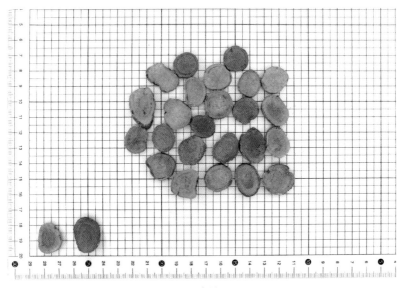

酒白芍样品

白　芷

质量需符合现行《中华人民共和国药典》要求。

 一、性状标准

1.药典标准

【药材】 呈长圆锥形,长 10~25cm,直径 1.5~2.5cm。表面灰棕色或黄棕色,根头部钝四棱形或近圆形,具纵皱纹、支根痕及皮孔样的横向突起,有的排列成四纵行。顶端有凹陷的茎痕。质坚实,断面白色或灰白色,粉性,形成层环棕色,近方形或近圆形,皮部散有多数棕色油点。气芳香,味辛、微苦。

【饮片】 白芷 呈类圆形的厚片。外表皮灰棕色或黄棕色。切面白色或灰白色,具粉性,形成层环棕色,近方形或近圆形,皮部散有多数棕色油点。气芳香,味辛、微苦。

2.省炮制规范标准

无。

3.饮片规格等级

炮制品名	国标编码	选货	统货
白芷	06164310100203003	直径 1.6~2.5cm,其中直径 1.8cm 以上的片占比≥80%,大小均一,香气浓郁。无根头片,无油片	直径 1.5~2.5cm

白芷饮片规格等级

◆◆ 二、选货样品

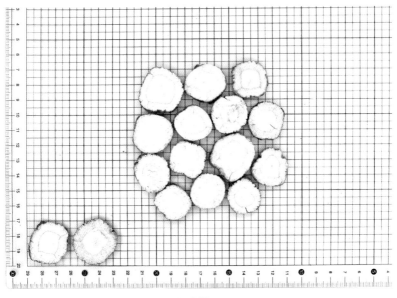

白芷样品

白茅根

质量需符合现行《中华人民共和国药典》要求。

 一、性状标准

1.药典标准

【药材】 呈长圆柱形,长30~60cm,直径0.2~0.4cm。表面黄白色或淡黄色,微有光泽,具纵皱纹,节明显,稍突起,节间长短不等,通常长1.5~3.0cm。体轻,质略脆,断面皮部白色,多有裂隙,放射状排列,中柱淡黄色,易与皮部剥离。气微,味微甜。

【饮片】 白茅根 呈圆柱形的段。外表皮黄白色或淡黄色,微有光泽,具纵皱纹,有的可见稍隆起的节。切面皮部白色,多有裂隙,放射状排列,中柱淡黄色或中空,易与皮部剥离。气微,味微甜。

2.省炮制规范标准

无。

3.饮片规格等级

炮制品名	国标编码	选货	统货
白茅根	06191210500104006	直径0.3cm以上者占比≥60%,粗细均匀,色黄白,味甜。无杂质	含杂率≤3%

白茅根饮片规格等级

◈ 二、选货样品

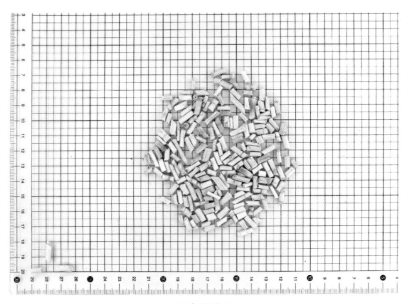

白茅根样品

白 前

质量需符合现行《中华人民共和国药典》和《浙江省中药炮制规范》要求。

一、性状标准

1.药典标准

【药材】 柳叶白前 根茎呈细长圆柱形,有分枝,稍弯曲,长4~15cm,直径1.5~4.0mm。表面黄白色或黄棕色,节明显,节间长1.5~4.5cm,顶端有残茎。质脆,断面中空。节处簇生纤细弯曲的根,长可达10cm,直径不及1mm,有多次分枝呈毛须状,常盘曲成团。气微,味微甜。

芫花叶白前 根茎较短小或略呈块状;表面灰绿色或灰黄色,节间长1~2cm。质较硬。根稍弯曲,直径约1mm,分枝少。

【饮片】 白前

柳叶白前 根茎呈细圆柱形的段,直径1.5~4.0mm。表面黄白色或黄棕色,节明显。质脆,断面中空。有时节处簇生纤细的根或根痕,根直径不及1mm。气微,味微甜。

芫花叶白前 根茎呈细圆柱形的段,表面灰绿色或灰黄色。质较硬。根直径约1mm。

蜜白前 根茎呈细圆柱形的段,直径1.5~4.0mm。表面深黄色至黄棕色,节明显。断面中空。有时节处簇生纤细的根或根痕。略有黏性,味甜。

2.省炮制规范标准

白前

柳叶白前 为圆柱形的段。根茎直径 1.5~4.0mm,表面黄白色或黄棕色,节上簇生弯曲的根;切面中空;质脆。根纤细,直径一般不及1mm,有分枝;表面淡棕色或淡褐色;质柔韧。气微,味微甘。

芫花叶白前 根直径 1~2mm,无明显的分枝;表面黄白色或灰白色;质较硬。

蜜白前 表面黄棕色,略具光泽,滋润。味甘。

3.饮片规格等级

白前饮片规格等级			
炮制品名	国标编码	选货	统货
白前	06171610300104002	根茎粗细均一,色泽均一。无地上部分,无杂质	含杂率≤3%
蜜白前	06171610300104354	根茎粗细均一,色泽均一。无地上部分,无杂质	含杂率≤3%

◆ 二、选货样品

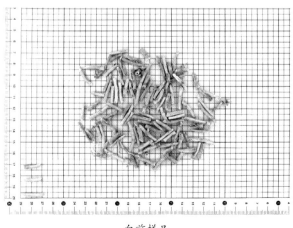

白前样品

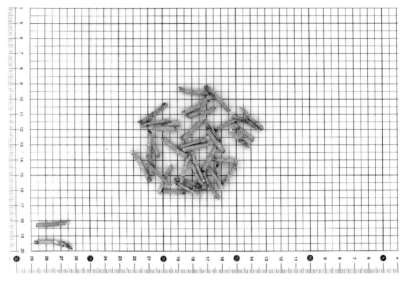

蜜白前样品

玄 参

质量需符合现行《中华人民共和国药典》及《浙江省中药炮制规范》要求。

一、性状标准

1.药典标准

【药材】 呈类圆柱形,中间略粗或上粗下细,有的微弯曲,长6~20cm,直径1~3cm。表面灰黄色或灰褐色,有不规则的纵沟、横长皮孔样突起,以及稀疏的横裂纹和须根痕。质坚实,不易折断,断面黑色,微有光泽。气特异似焦糖,味甘、微苦。

【饮片】 玄参 呈类圆形或椭圆形的薄片。外表皮灰黄色或灰褐色。切面黑色,微有光泽,有的具裂隙。气特异似焦糖,味甘、微苦。

2.省炮制规范标准

玄参 为不规则的厚片,直径1~3cm。表面灰黄色或灰褐色,具纵皱纹。切面黑色,微有光泽,隐约可见放射状排列的维管束。质韧。气似焦糖,味甘、微苦。

3.饮片规格等级

玄参饮片规格等级			
炮制品名	国标编码	选货	统货
玄参	06172410100102005	切面乌黑色,质坚实。无根头片	切面黑色

◇◇ 二、选货样品

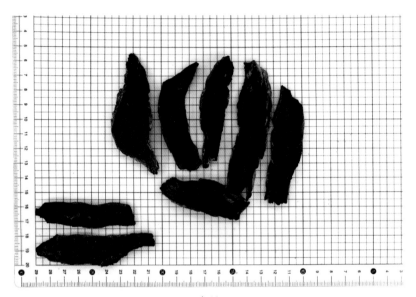

玄参样品

半　夏

质量需符合现行《中华人民共和国药典》及《浙江省中药炮制规范》要求。

一、性状标准

1.药典标准

【药材】　呈类球形,有的稍偏斜,直径0.7~1.6cm。表面白色或浅黄色,顶端有凹陷的茎痕,周围密布麻点状根痕;下面钝圆,较光滑。质坚实,断面洁白,富粉性。气微,味辛辣、麻舌而刺喉。

【饮片】　**姜半夏**　呈片状、不规则颗粒状或类球形。表面棕色至棕褐色。质硬脆,断面淡黄棕色,常具角质样光泽。气微香,味淡、微有麻舌感,嚼之略粘牙。

法半夏　呈类球形或破碎成不规则颗粒状。表面淡黄白色、黄色或棕黄色。质较松脆或硬脆,断面黄色或淡黄色,颗粒者质稍硬脆。气微,味淡略甘、微有麻舌感。

清半夏　呈椭圆形、类圆形或不规则的片。切面淡灰色至灰白色或黄白色至黄棕色,可见灰白色点状或短线状维管束迹,有的残留栓皮处下方显淡紫红色斑纹。质脆,易折断,断面略呈粉性或角质样。气微,味微涩、微有麻舌感。

2.省炮制规范标准

姜半夏(浙)　为类圆形的厚片,直径1.0~1.5cm。表面白色至灰白色。断面白色,粉性。气微,味淡、微有麻舌感,嚼之不粘牙。

竹沥半夏 为类圆形的厚片。切面粉性。微有麻舌感。

3.饮片规格等级

炮制品名	国标编码	选货	统货
半夏饮片规格等级			
姜半夏	06191610600200729	厚片,直径 0.8~1.2cm,直径1.0cm以上者占比≥80%,角质样光泽明显,透心	片状、颗粒状或类球形,直径 0.7~1.6cm
姜半夏(浙)	06191610600203942	厚片,直径 0.8~1.2cm,直径1.0cm 以上者占比≥80%,粉性明显	片状、颗粒状或类球形,直径 0.7~1.6cm
法半夏	06191610600200712	直径 0.8~1.2cm,颜色均一	直径 0.7~1.6cm
清半夏	06191610600200736	直径 0.8~1.2cm,直径 1.0cm以上者占比≥80%	直径 0.7~1.6cm
竹沥半夏	06191610600200934	直径 0.8~1.2cm,直径 1.0cm以上者占比≥80%,粉性明显	直径 0.7~1.6cm

二、选货样品

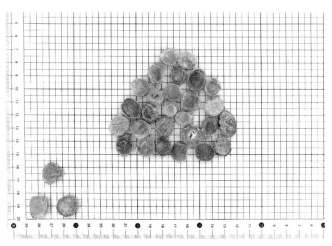

姜半夏样品

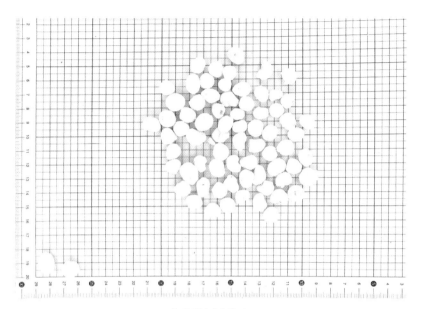

姜半夏(浙)样品

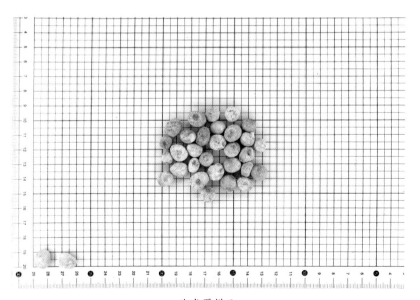

法半夏样品

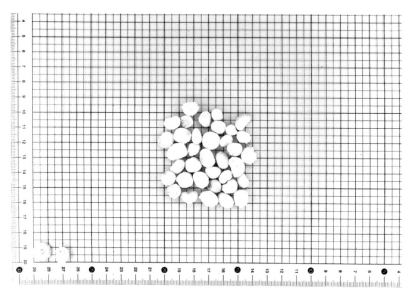

清半夏样品

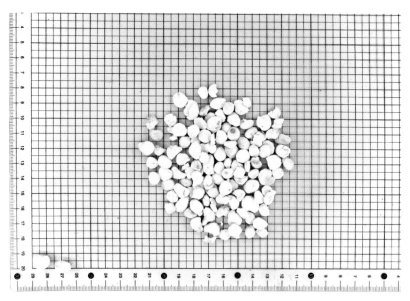

竹沥半夏样品

地　黄

质量需符合现行《中华人民共和国药典》及《浙江省中药炮制规范》要求。

◆ 一、性状标准

1.药典标准

【药材】　鲜地黄　呈纺锤形或条状,长 8~24cm,直径 2~9cm。外皮薄,表面浅红黄色,具弯曲的纵皱纹、芽痕、横长皮孔样突起及不规则疤痕。肉质,易断,断面皮部淡黄白色,可见橘红色油点,木部黄白色,导管呈放射状排列。气微,味微甜、微苦。

生地黄　多呈不规则的团块状或长圆形,中间膨大,两端稍细,有的细小,长条状,稍扁而扭曲,长 6~12cm,直径 2~6cm。表面棕黑色或棕灰色,极皱缩,具不规则的横曲纹。体重,质较软而韧,不易折断,断面棕黄色至黑色或乌黑色,有光泽,具黏性。气微,味微甜。

【饮片】　生地黄　呈类圆形或不规则的厚片。外表皮棕黑色或棕灰色,极皱缩,具不规则的横曲纹。切面棕黄色至黑色或乌黑色,有光泽,具黏性。气微,味微甜。

2.省炮制规范标准

生地黄炭　多为扁圆形、长条形及不规则的厚片,直径 2~7cm。表面焦黑色,具不规则皱纹。内部棕褐色。质松脆。略具焦气,味微苦。

3.饮片规格等级

	地黄饮片规格等级		
炮制品名	国标编码	选货	统货
生地黄	06172410400103009	直径 2cm 以上的片占比≥60%，切面棕黄色至黑色	切面棕黄色至黑色或乌黑色
生地黄炭	06172410400103412	直径 2cm 以上的片占比≥60%。碎屑率≤1%	碎屑率≤3%

二、选货样品

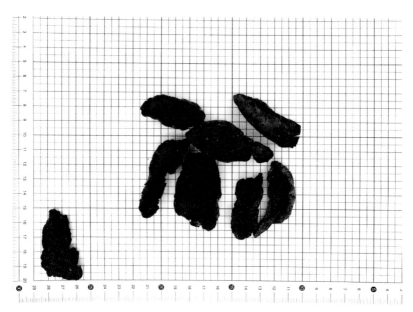

生地黄样品

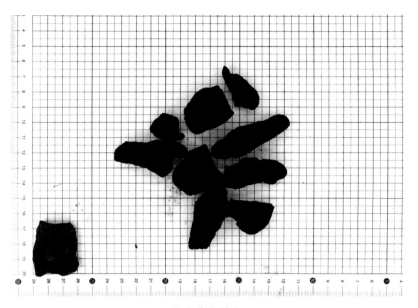

生地黄炭样品

西洋参

质量需符合现行《中华人民共和国药典》要求。

 一、性状标准

1.药典标准

【药材】 呈纺锤形、圆柱形或圆锥形,长3~12cm,直径0.8~2.0cm。表面浅黄褐色或黄白色,可见横向环纹和线形皮孔状突起,并有细密浅纵皱纹和须根痕。主根中下部有一至数条侧根,多已折断。有的上端有根茎(芦头),环节明显,茎痕(芦碗)圆形或半圆形,具不定根(芋)或已折断。体重,质坚实,不易折断,断面平坦,浅黄白色,略显粉性,皮部可见黄棕色点状树脂道,形成层环纹棕黄色,木部略呈放射状纹理。气微而特异,味微苦、甘。

【饮片】 西洋参 呈长圆形或类圆形薄片。外表皮浅黄褐色。切面淡黄白色至黄白色,形成层环棕黄色,皮部有黄棕色点状树脂道,近形成层环处较多而明显,木部略呈放射状纹理。气微而特异,味微苦、甘。

2.省炮制规范标准

无。

3.饮片规格等级

西洋参饮片规格等级			
炮制品名	国标编码	选货	统货
西洋参	06164210100102002	直径1~2cm,大小均一,气香。无油黑片	直径0.8~2.0cm

◇ 二、选货样品

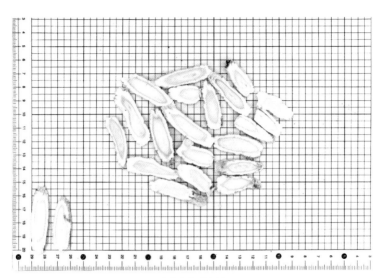

西洋参(斜片)样品

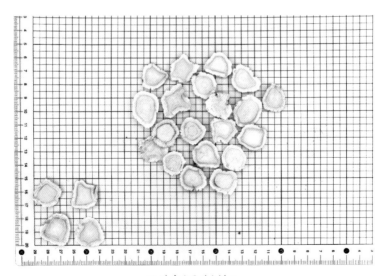

西洋参(圆片)样品

百　合

质量需符合现行《中华人民共和国药典》要求。

 一、性状标准

1. 药典标准

【药材】　呈长椭圆形,长 2~5cm,宽 1~2cm,中部厚 1.3~4.0mm。表面黄白色至淡棕黄色,有的微带紫色,有数条纵直平行的白色维管束。顶端稍尖,基部较宽,边缘薄,微波状,略向内弯曲。质硬而脆,断面较平坦,角质样。气微,味微苦。

【饮片】　百合　同药材。

2. 省炮制规范标准

无。

3. 饮片规格等级

百合饮片规格等级			
炮制品名	国标编码	选货	统货
百合	06192910700500002	鳞片肥厚、完整,色泽、大小均一	碎片率≤10%

◈ 二、选货样品

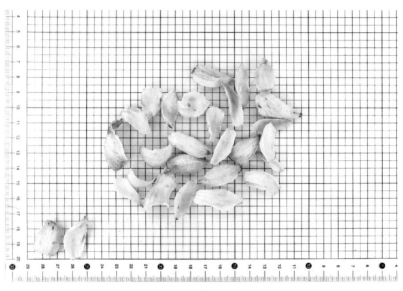

百合样品

百 部

质量需符合现行《中华人民共和国药典》要求。

 一、性状标准

1.药典标准

【药材】 **直立百部** 呈纺锤形,上端较细长,皱缩弯曲,长5~12cm,直径0.5~1.0cm。表面黄白色或淡棕黄色,有不规则深纵沟,间或有横皱纹。质脆,易折断,断面平坦,角质样,淡黄棕色或黄白色,皮部较宽,中柱扁缩。气微,味甘、苦。

蔓生百部 两端稍狭细,表面多不规则皱褶和横皱纹。

对叶百部 呈长纺锤形或长条形,长8~24cm,直径0.8~2.0cm。表面浅黄棕色至灰棕色,具浅纵皱纹或不规则纵槽。质坚实,断面黄白色至暗棕色,中柱较大,髓部类白色。

【饮片】 **百部** 呈不规则厚片或不规则条形斜片;表面灰白色或棕黄色,有深纵皱纹;切面灰白色、淡黄棕色或黄白色,角质样;皮部较厚,中柱扁缩。质韧软。气微,味甘、苦。

蜜百部 形同百部片,表面棕黄色或褐棕色,略带焦斑,稍有黏性。味甜。

2.省炮制规范标准

无。

3.饮片规格等级

炮制品名	国标编码	选货	统货
百部	06192810400103001	厚片,直径0.6~1.5cm,其中直径0.8cm以上的片占比≥70%,大小均一。无油片	直径0.5~2.0cm。油片占比≤3%
蜜百部	06192810400103353	厚片,直径0.6~1.5cm,其中直径0.8cm以上的片占比≥70%,大小均一	直径0.5~2.0cm

百部饮片规格等级

二、选货样品

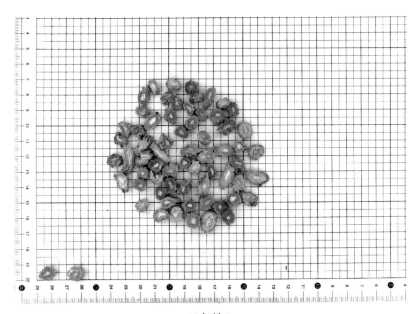

百部样品

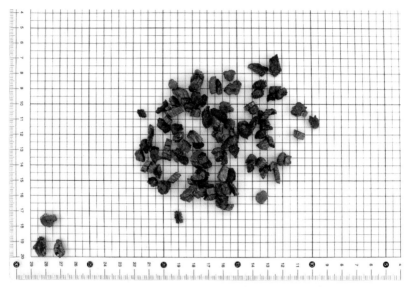

蜜百部样品

当　归

质量需符合现行《中华人民共和国药典》要求。

 一、性状标准

1.药典标准

【药材】 略呈圆柱形,下部有支根 3~5 条或更多,长 15~25cm。表面浅棕色至棕褐色,具纵皱纹和横长皮孔样突起。根头(归头)直径 1.5~4.0cm,具环纹,上端圆钝,或具数个明显突出的根茎痕,有紫色或黄绿色的茎和叶鞘的残基;主根(归身)表面凹凸不平;支根(归尾)直径 0.3~1.0cm,上粗下细,多扭曲,有少数须根痕。质柔韧,断面黄白色或淡黄棕色,皮部厚,有裂隙和多数棕色点状分泌腔,木部色较淡,形成层环黄棕色。有浓郁的香气,味甘、辛、微苦。

柴性大、干枯无油或断面呈绿褐色者不可供药用。

【饮片】 当归　呈类圆形、椭圆形或不规则薄片。外表皮浅棕色至棕褐色。切面浅棕黄色或黄白色,平坦,有裂隙,中间有浅棕色的形成层环,并有多数棕色的油点,香气浓郁,味甘、辛、微苦。

酒当归　形如当归片。切面深黄色或浅棕黄色,略有焦斑。香气浓郁,并略有酒香气。

2.省炮制规范标准

无。

3.饮片规格等级

炮制品名	国标编码	选货	统货
当归饮片规格等级			
当归	06164310100302003	归身占比≥2/3,直径1.8cm以上的片占比≥30%,香气浓郁。无油片	归身占比≥1/2
酒当归	06164310100302317	归身占比≥2/3,直径1.8cm以上的片占比≥30%。无焦片	归身占比≥1/2

二、选货样品

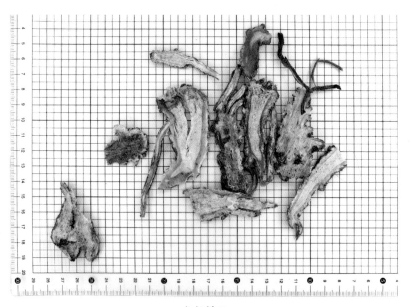

当归样品

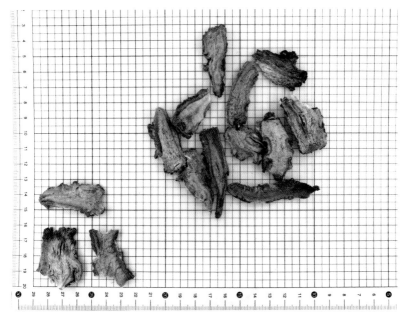

酒当归样品

延胡索

质量需符合现行《中华人民共和国药典》及《浙江省中药炮制规范》要求。

一、性状标准

1.药典标准

【药材】 呈不规则的扁球形,直径0.5~1.5cm。表面黄色或黄褐色,有不规则的网状皱纹。顶端有略凹陷的茎痕,底部常有疙瘩状突起。质硬而脆,断面黄色,角质样,有蜡样光泽。气微,味苦。

【饮片】 醋延胡索 为不规则的圆形厚片,表面和切面黄褐色,质较硬,微具醋香气。

2.省炮制规范标准

醋延胡索 表面及切面黄褐色,质较硬,光泽不明显,微具醋味。

3.饮片规格等级

延胡索饮片规格等级			
炮制品名	国标编码	选货	统货
醋延胡索	06154710600103323	类圆形的厚片,直径0.8cm以上的片占比≥60%	不规则的厚片,直径0.5~1.5cm

二、选货样品

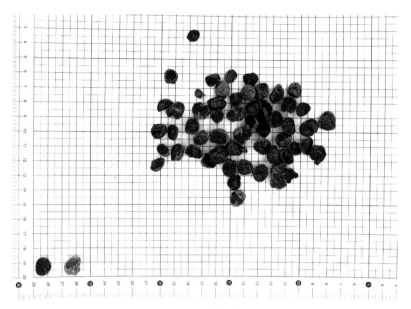

醋延胡索样品

羊 乳

质量需符合现行《浙江省中药炮制规范》要求。

 一、性状标准

1.药典标准

无。

2.省炮制规范标准

羊乳 为类圆形的厚片,直径2~7cm。表面黄白色至黄褐色,皱缩,有环纹,有的具瘤状突起,外皮常片状剥落。切面类白色或淡黄色,有裂隙。质松。气微,味微甜。

3.饮片规格等级

羊乳饮片规格等级			
炮制品名	国标编码	选货	统货
羊乳	06174110100403000	切面类白色。无黑片	切面类白色或淡黄色

二、选货样品

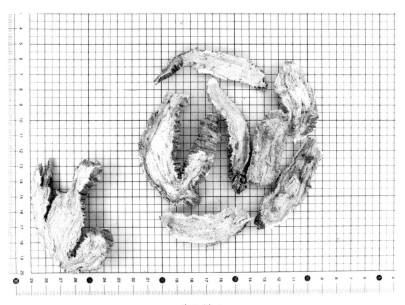

羊乳样品

防　己

质量需符合现行《中华人民共和国药典》要求。

 一、性状标准

1. 药典标准

【药材】　呈不规则圆柱形、半圆柱形或块状，多弯曲，长5~10cm，直径1~5cm。表面淡灰黄色，在弯曲处常有深陷横沟而成结节状的瘤块样。体重，质坚实，断面平坦，灰白色，富粉性，有排列较稀疏的放射状纹理。气微，味苦。

【饮片】　防己　为类圆形或半圆形的厚片。外表皮淡灰黄色。切面灰白色，粉性，有稀疏的放射状纹理。气微，味苦。

2. 省炮制规范标准

无。

3. 饮片规格等级

防己饮片规格等级			
炮制品名	国标编码	选货	统货
防己	06154010100103008	直径1.5~5.0cm，切面粉性足	直径1~5cm

◆ 二、选货样品

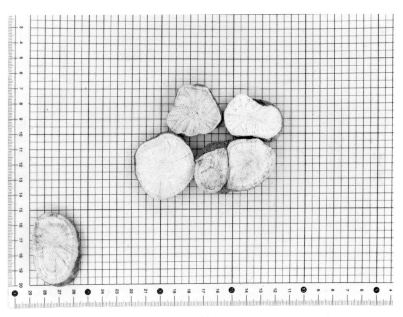

防己样品

防 风

质量需符合现行《中华人民共和国药典》及《浙江省中药炮制规范》要求。

一、性状标准

1.药典标准

【药材】 呈长圆锥形或长圆柱形,下部渐细,有的略弯曲,长15~30cm,直径0.5~2.0cm。表面灰棕色或棕褐色,粗糙,有纵皱纹、多数横长皮孔样突起及点状的细根痕。根头部有明显密集的环纹,有的环纹上残存棕褐色毛状叶基。体轻,质松,易折断,断面不平坦,皮部棕黄色至棕色,有裂隙,木部黄色。气特异,味微甘。

【饮片】 防风 为圆形或椭圆形的厚片。外表皮灰棕色或棕褐色,有纵皱纹,有的可见横长皮孔样突起、密集的环纹或残存的毛状叶基。切面皮部棕黄色至棕色,有裂隙,木部黄色,具放射状纹理。气特异,味微甘。

2.省炮制规范标准

炒防风 为类圆形的厚片,直径0.5~2.0cm。表面黄褐色至褐色,皱缩,有的可见密集的环纹或残存的棕褐色毛状叶基。切面皮部褐色或黄棕色,有的有裂隙,微具焦斑;木部黄色或棕黄色,具放射状纹理。体轻,质松。气特异,味微甘。

3.饮片规格等级

炮制品名	国标编码	选货	统货
		防风饮片规格等级	
防风	06164310100503004	直径 0.5~1.5cm，裂隙明显。根头占比≤10%	直径 0.5~2.0cm
炒防风	06164310100503110	直径 0.5~1.5cm，裂隙明显。根头占比≤10%	直径 0.5~2.0cm

二、选货样品

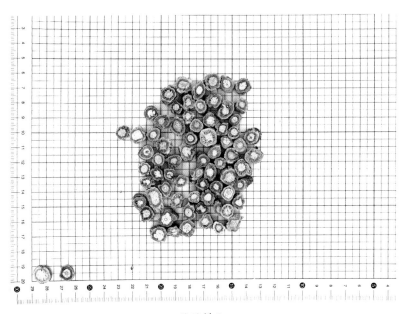

防风样品

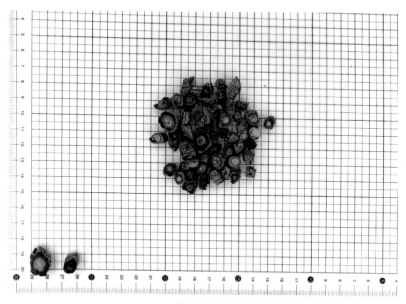

炒防风样品

红 芪

质量需符合现行《中华人民共和国药典》要求。

一、性状标准

1.药典标准

【药材】 呈圆柱形,少有分枝,上端略粗,长10~50cm,直径0.6~2.0cm。表面灰红棕色,有纵皱纹、横长皮孔样突起及少数支根痕,外皮易脱落,剥落处淡黄色。质硬而韧,不易折断,断面纤维性,并显粉性,皮部黄白色,木部淡黄棕色,射线放射状,形成层环浅棕色。气微,味微甜,嚼之有豆腥味。

【饮片】 红芪 呈类圆形或椭圆形的厚片。外表皮红棕色或黄棕色。切面皮部黄白色,形成层环浅棕色,木质部淡黄棕色,呈放射状纹理。气微,味微甜,嚼之有豆腥味。

2.省炮制规范标准

无。

3.饮片规格等级

炮制品名	国标编码	选货	统货
红芪	06156310100103007	直径0.8~2.0cm,大小均一,豆腥味足。无枯片	直径0.6~2.0cm

二、选货样品

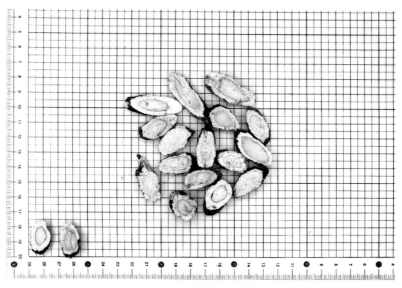

红芪样品

红景天

质量需符合现行《中华人民共和国药典》要求。

一、性状标准

1.药典标准

【药材】 呈圆柱形,粗短,略弯曲,少数有分枝,长5~20cm,直径2.9~4.5cm。表面棕色或褐色,粗糙有褶皱,剥开外表皮有一层膜质黄色表皮且具粉红色花纹;宿存部分老花茎,花茎基部被三角形或卵形膜质鳞片;节间不规则,断面粉红色至紫红色,有一环纹,质轻,疏松。主根呈圆柱形,粗短,长约20cm,上部直径约1.5cm,侧根长10~30cm;断面橙红色或紫红色,有时具裂隙。气芳香,味微苦涩、后甜。

【饮片】 红景天 呈圆形、类圆形或不规则的片状。外表皮棕色、红棕色或褐色,有的剥开外表皮有一层膜质黄色表皮,具粉红色花纹。切面粉红色至紫红色,有时具裂隙。质轻,疏松。气芳香,味微苦涩、后甜。

2.省炮制规范标准

无。

3.饮片规格等级

炮制品名	国标编码	选货	统货
红景天	06155510300103000	类圆形的厚片,切面颜色鲜艳,气香浓郁	圆形、类圆形或不规则的厚片

二、选货样品

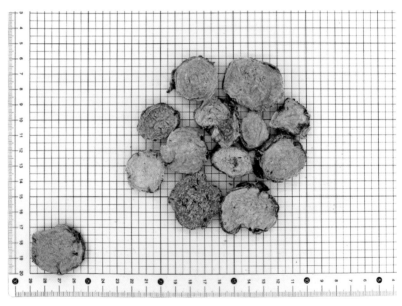

红景天样品

麦　冬

质量需符合现行《中华人民共和国药典》及《浙江省中药炮制规范》要求。

◆ 一、性状标准

1.药典标准

【药材】　呈纺锤形,两端略尖,长 1.5~3.0cm,直径 0.3~0.6cm。表面淡黄色或灰黄色,有细纵纹。质柔韧,断面黄白色,半透明,中柱细小。气微香,味甘、微苦。

【饮片】　麦冬　形如麦冬,或为轧扁的纺锤形块片。表面淡黄色或灰黄色,有细纵纹。质柔韧,断面黄白色,半透明,中柱细小。气微香,味甘、微苦。

2.省炮制规范标准

浙麦冬　多呈扁纺锤形或小段,直径 0.3~0.6cm。外表皮黄白色或淡黄色,纵纹明显,有的可见轧扁所致的裂隙。质柔韧,断面黄白色,半透明,中柱明显。气香,味甘、微苦,嚼之有黏性。

3.饮片规格等级

炮制品名	国标编码	选货	统货
麦冬饮片规格等级			
浙麦冬	06192910400104005	破皮。长2~3cm，直径0.3~0.6cm，外表皮黄白色或淡黄色，香气特异	—
麦冬	06192910400300001	长2~3cm，直径0.4~0.6cm，外表皮淡黄色，气微（川麦冬）	直径0.3~0.6cm

二、选货样品

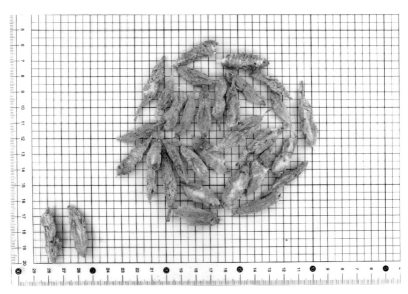

浙麦冬样品

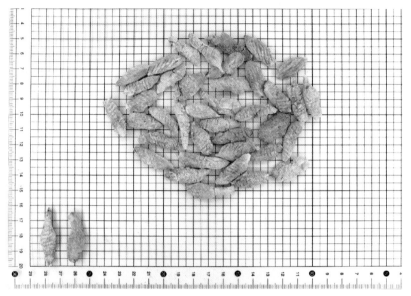

麦冬(川麦冬)样品

远 志

质量需符合现行《中华人民共和国药典》要求。

 一、性状标准

1.药典标准

【药材】 呈圆柱形,略弯曲,长2~30cm,直径0.2~1.0cm。表面灰黄色至灰棕色,有较密并深陷的横皱纹、纵皱纹及裂纹,老根的横皱纹较密且更深陷,略呈结节状。质硬而脆,易折断,断面皮部棕黄色,木部黄白色,皮部易与木部剥离,抽取木心者中空。气微,味苦、微辛,嚼之有刺喉感。

【饮片】 制远志 形如远志段,表面黄棕色。味微甜。

2.省炮制规范标准

无。

3.饮片规格等级

炮制品名	国标编码	选货	统货
制远志	06157510100104717	直径 0.3~1.0cm,透心。抽心率≥98%	直径 0.2~1.0cm。抽心率≥95%

◈ 二、选货样品

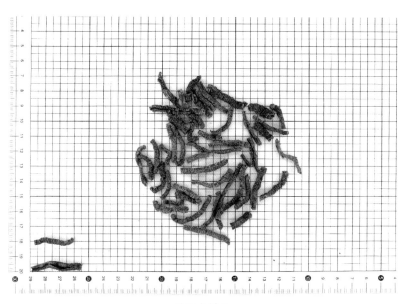

制远志样品

赤　芍

质量需符合现行《中华人民共和国药典》及《浙江省中药炮制规范》要求。

一、性状标准

1.药典标准

【药材】　呈圆柱形,稍弯曲,长5~40cm,直径0.5~3.0cm。表面棕褐色,粗糙,有纵沟和皱纹,并有须根痕和横长的皮孔样突起,有的外皮易脱落。质硬而脆,易折断,断面粉白色或粉红色,皮部窄,木部放射状纹理明显,有的有裂隙。气微香,味微苦、酸涩。

【饮片】　**赤芍**　为类圆形的切片,外表皮棕褐色。切面粉白色或粉红色,皮部窄,木部放射状纹理明显,有的有裂隙。

2.省炮制规范标准

炒赤芍　为类圆形的切片,直径0.5~3.0cm。表面棕褐色或紫褐色,粗糙,微具焦斑。切面灰黄色至灰褐色,微具焦斑,皮部窄,木部放射状纹理明显,有的有裂隙。气微香,味微苦、酸涩。

3.饮片规格等级

	赤芍饮片规格等级		
炮制品名	国标编码	选货	统货
赤芍	06153710100303002	直径0.8~1.5cm,裂隙较明显,外皮易脱落	直径0.5~3.0cm
炒赤芍	06153710100303118	直径0.8~1.5cm,裂隙较明显,外皮易脱落	直径0.5~3.0cm

二、选货样品

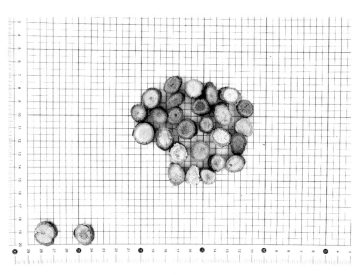

赤芍样品

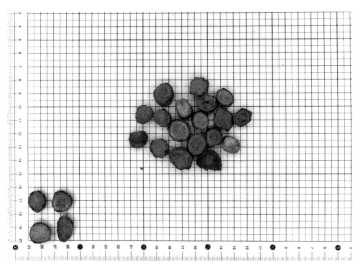

炒赤芍样品

苍　术

质量需符合现行《中华人民共和国药典》要求。

 一、性状标准

1.药典标准

【药材】 **茅苍术** 呈不规则连珠状或结节状圆柱形,略弯曲,偶有分枝,长3~10cm,直径1~2cm。表面灰棕色,有皱纹、横曲纹及残留须根,顶端具茎痕或残留茎基。质坚实,断面黄白色或灰白色,散有多数橙黄色或棕红色油室,暴露稍久,可析出白色细针状结晶。气香特异,味微甘、辛、苦。

北苍术 呈疙瘩块状或结节状圆柱形,长4~9cm,直径1~4cm。表面黑棕色,除去外皮者黄棕色。质较疏松,断面散有黄棕色油室。香气较淡,味辛、苦。

【饮片】 **麸炒苍术** 呈不规则类圆形或条形厚片。表面深黄色,散有多数棕褐色油室。有焦香气。

2.省炮制规范标准

无。

3.饮片规格等级

苍术饮片规格等级			
炮制品名	国标编码	选货	统货
麸炒苍术	06174410500303215	"朱砂点"明显,质地疏松。无残留茎基及碎屑	偶见残留茎基及碎屑

◈ 二、选货样品

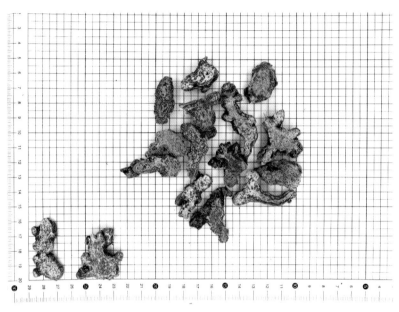

麸炒苍术样品

芦　根

质量需符合现行《中华人民共和国药典》要求。

 一、性状标准

1.药典标准

【药材】　**鲜芦根**　呈长圆柱形,有的略扁,长短不一,直径1~2cm。表面黄白色,有光泽,外皮疏松可剥离,节呈环状,有残根和芽痕。体轻,质韧,不易折断。切断面黄白色,中空,壁厚1~2mm,有小孔排列成环。气微,味甘。

芦根　呈扁圆柱形。节处较硬,节间有纵皱纹。

【饮片】　**鲜芦根**　呈圆柱形段。表面黄白色,有光泽,节呈环状。切面黄白色,中空,有小孔排列成环。气微,味甘。

芦根　呈扁圆柱形段。表面黄白色,节间有纵皱纹。切面中空,有小孔排列成环。

2.省炮制规范标准

无。

3.饮片规格等级

芦根饮片规格等级			
炮制品名	国标编码	选货	统货
鲜芦根	06191210500208001	饱满,有光泽,具清香气	无异味
芦根	06191210500204003	直径1.5~2.0cm,长短均一	直径1~2cm

二、选货样品

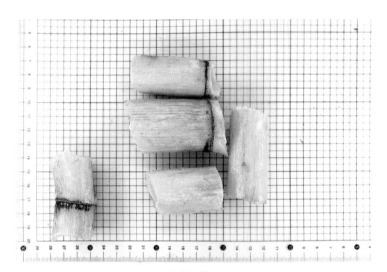

鲜芦根样品

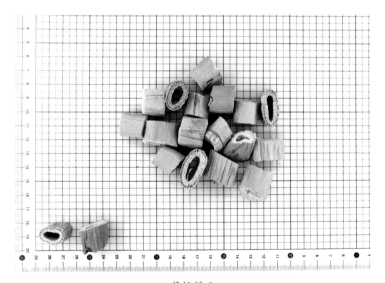

芦根样品

羌 活

质量需符合现行《中华人民共和国药典》要求。

 一、性状标准

1.药典标准

【药材】 **羌活** 为圆柱状略弯曲的根茎,长4~13cm,直径0.6~2.5cm,顶端具茎痕。表面棕褐色至黑褐色,外皮脱落处呈黄色。节间缩短,呈紧密隆起的环状,形似蚕,习称"蚕羌";节间延长,形如竹节状,习称"竹节羌"。节上有多数点状或瘤状突起的根痕及棕色破碎鳞片。体轻,质脆,易折断,断面不平整,有多数裂隙,皮部黄棕色至暗棕色,油润,有棕色油点,木部黄白色,射线明显,髓部黄色至黄棕色。气香,味微苦而辛。

宽叶羌活 为根茎和根。根茎类圆柱形,顶端具茎和叶鞘残基,根类圆锥形,有纵皱纹和皮孔;表面棕褐色,近根茎处有较密的环纹,长8~15cm,直径1~3cm,习称"条羌"。有的根茎粗大,呈不规则结节状,顶部具数个茎基,根较细,习称"大头羌"。质松脆,易折断,断面略平坦,皮部浅棕色,木部黄白色。气味较淡。

【饮片】 **羌活** 呈类圆形、不规则形横切或斜切片,表皮棕褐色至黑褐色,切面外侧棕褐色,木部黄白色,有的可见放射状纹理。体轻,质脆。气香,味微苦而辛。

2.省炮制规范标准

无。

3.饮片规格等级

炮制品名	国标编码	选货	统货
		羌活饮片规格等级	
羌活	06164310300103004	直径 1.0~2.5cm，香气浓郁	直径 0.6~3.0cm

二、选货样品

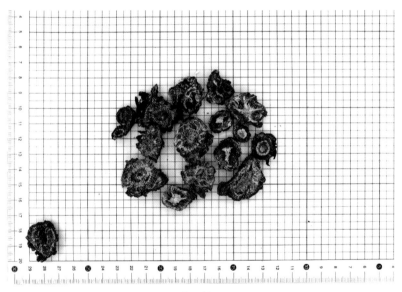

羌活样品

附　子

质量需符合现行《中华人民共和国药典》要求。

 一、性状标准

1.药典标准

黑顺片　为纵切片,上宽下窄,长 1.7~5.0cm,宽 0.9~3.0cm,厚 0.2~0.5cm。外皮黑褐色,切面暗黄色,油润具光泽,半透明状,并有纵向导管束。质硬而脆,断面角质样。气微,味淡。

2.省炮制规范标准

无。

3.饮片规格等级

附子饮片规格等级			
炮制品名	国标编码	选货	统货
黑顺片	06153710400303009	宽2cm以上的片占比≥50%,无咸味。边片占比≤5%	无明显咸味。边片占比≤20%

二、选货样品

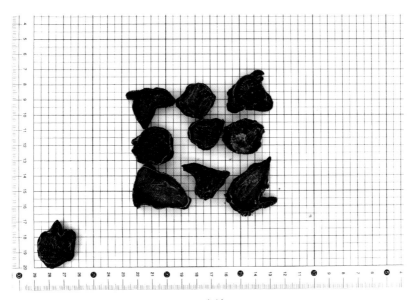

黑顺片样品

苦　参

质量需符合现行《中华人民共和国药典》要求。

 一、性状标准

1.药典标准

【药材】　呈长圆柱形,下部常有分枝,长10~30cm,直径1.0~6.5cm。表面灰棕色或棕黄色,具纵皱纹和横长皮孔样突起,外皮薄,多破裂反卷,易剥落,剥落处显黄色,光滑。质硬,不易折断,断面纤维性;切片厚3~6mm;切面黄白色,具放射状纹理和裂隙,有的具异型维管束呈同心性环列或不规则散在。气微,味极苦。

【饮片】　苦参　呈类圆形或不规则形的厚片。外表皮灰棕色或棕黄色,有时可见横长皮孔样突起,外皮薄,常破裂反卷或脱落,脱落处显黄色或棕黄色,光滑。切面黄白色,纤维性,具放射状纹理和裂隙,有的可见同心性环纹。气微,味极苦。

2.省炮制规范标准

无。

3.饮片规格等级

苦参饮片规格等级			
炮制品名	国标编码	选货	统货
苦参	06156310100303001	直径1~4cm,大小均一。无异形片	直径1.0~6.5cm

◆ 二、选货样品

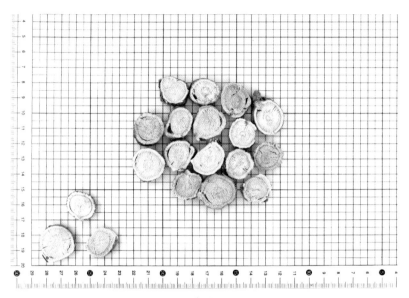

苦参样品

郁　金

质量需符合现行《中华人民共和国药典》及《浙江省中药炮制规范》要求。

1.药典标准

【药材】　温郁金　呈长圆形或卵圆形,稍扁,有的微弯曲,两端渐尖,长3.5~7cm,直径1.2~2.5cm。表面灰褐色或灰棕色,具不规则的纵皱纹,纵纹隆起处色较浅。质坚实,断面灰棕色,角质样;内皮层环明显。气微香,味微苦。

黄丝郁金　呈纺锤形,有的一端细长,长2.5~4.5cm,直径1.0~1.5cm。表面棕灰色或灰黄色,具细皱纹。断面橙黄色,外周棕黄色至棕红色。气芳香,味辛辣。

桂郁金　呈长圆锥形或长圆形,长2.0~6.5cm,直径1.0~1.8cm。表面具疏浅纵纹或较粗糙网状皱纹。气微,味微辛苦。

绿丝郁金　呈长椭圆形,较粗壮,长1.5~3.5cm,直径1.0~1.2cm。气微,味淡。

【饮片】　郁金　呈椭圆形或长条形薄片。外表皮灰黄色、灰褐色至灰棕色,具不规则的纵皱纹。切面灰棕色、橙黄色至灰黑色。角质样,内皮层环明显。

2.省炮制规范标准

郁金　多为卵形、类圆形或椭圆形的厚片,直径0.5~2.5cm。表面灰黄色至灰褐色,具不规则的纵皱纹。切面橙黄色至灰褐色,有光泽,角质样,皮层与中柱易自内皮层环处分离。质硬而脆。气微香,味微苦。

3.饮片规格等级

炮制品名	国标编码	选货	统货
郁金	06193510400102002	直径1.0~2.5cm,大小均一。边片占比≤10%	直径0.5~2.5cm
		切面灰褐色。边片占比≤20%(温郁金)	—

二、选货样品

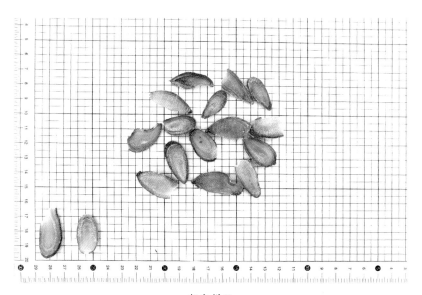

郁金样品

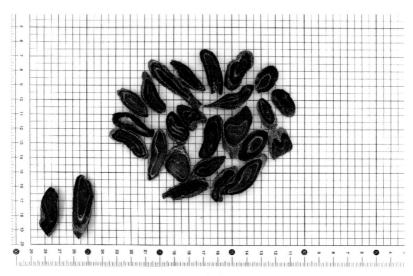

温郁金样品

虎　杖

质量需符合现行《中华人民共和国药典》要求。

 一、性状标准

1.药典标准

【药材】　多为圆柱形短段或不规则厚片,长 1~7cm,直径 0.5~2.5cm。外皮棕褐色,有纵皱纹和须根痕,切面皮部较薄,木部宽广,棕黄色,射线放射状,皮部与木部较易分离。根茎髓中有隔或呈空洞状。质坚硬。气微,味微苦、涩。

【饮片】　虎杖　为不规则厚片。外表皮棕褐色,有时可见纵皱纹及须根痕;切面皮部较薄,木部宽广,棕黄色,射线放射状,皮部与木部较易分离;根茎髓中有隔或呈空洞状。质坚硬。气微,味微苦、涩。

2.省炮制规范标准

无。

3.饮片规格等级

虎杖饮片规格等级

炮制品名	国标编码	选货	统货
虎杖	06152310300203006	直径 1.0~2.5cm,其中直径 1.5cm 以上的片占比≥60%	直径 0.5~2.5cm,其中直径 1.0cm 以上的片占比≥60%

◆ 二、选货样品

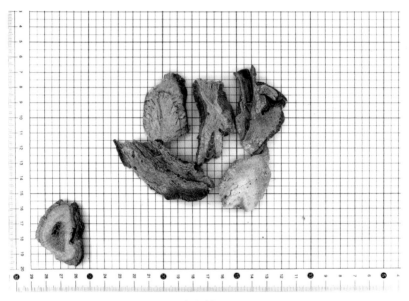

虎杖样品

知　母

质量需符合现行《中华人民共和国药典》及《浙江省中药炮制规范》要求。

◆ 一、性状标准

1.药典标准

【药材】　呈长条状,微弯曲,略扁,偶有分枝,长3~15cm,直径0.8~1.5cm,一端有浅黄色的茎叶残痕。表面黄棕色至棕色,上面有一凹沟,具紧密排列的环状节,节上密生黄棕色的残存叶基,由两侧向根茎上方生长;下面隆起而略皱缩,并有凹陷或突起的点状根痕。质硬,易折断,断面黄白色。气微,味微甜、略苦,嚼之带黏性。

【饮片】　知母　呈不规则类圆形的厚片。外表皮黄棕色或棕色,可见少量残存的黄棕色叶基纤维和凹陷或突起的点状根痕。切面黄白色至黄色。气微,味微甜、略苦,嚼之带黏性。

2.省炮制规范标准

炒知母　多为不规则形或扁圆形至条形的片,直径0.8~1.5cm。表面黄棕色至棕色,有的残留少量毛状的叶鞘残基,具点状须根痕。切面棕黄色至深黄色,微具焦斑,维管束筋脉点状,散生。质硬,气微,味微甘、略苦,嚼之带黏性。

3.饮片规格等级

炮制品名	国标编码	选货	统货
知母	06192910500303001	直径1cm以上的片占比≥60%,大小均一。边片占比≤20%,无须根、毛屑	边片占比≤30%
炒知母	06192910500303117	直径1cm以上的片占比≥60%,大小均一。边片占比≤20%,去须根、毛屑	边片占比≤30%

知母饮片规格等级

二、选货样品

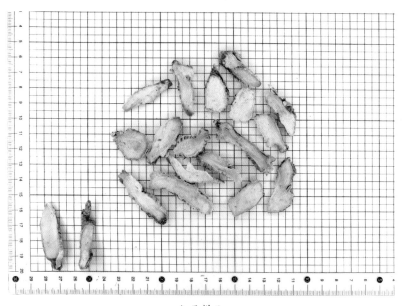

知母样品

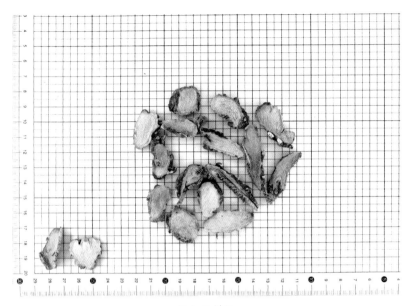

炒知母样品

金荞麦

质量需符合现行《中华人民共和国药典》要求。

 一、性状标准

1.药典标准

【药材】 呈不规则团块或圆柱状,常有瘤状分枝,顶端有的有茎残基,长 3~15cm,直径 1~4cm。表面棕褐色,有横向环节和纵皱纹,密布点状皮孔,并有凹陷的圆形根痕和残存须根。质坚硬,不易折断,断面淡黄白色或淡棕红色,有放射状纹理,中央髓部色较深。气微,味微涩。

【饮片】 金荞麦 呈不规则的厚片。外表皮棕褐色,或有时脱落。切面淡黄白色或淡棕红色,有放射状纹理,有的可见髓部,颜色较深。气微,味微涩。

2.省炮制规范标准

无。

3.饮片规格等级

金荞麦饮片规格等级			
炮制品名	国标编码	选货	统货
金荞麦	06152310500203004	直径 1.5~4.0cm,大小均一。含杂率≤2%	直径 1~4cm。含杂率≤3%

◆ 二、选货样品

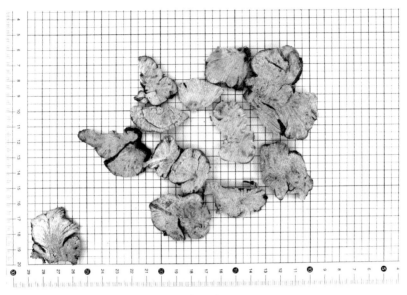

金荞麦样品

金雀根

质量需符合现行《浙江省中药炮制规范》要求。

 一、性状标准

1.药典标准

无。

2.省炮制规范标准

金雀根　类圆形的厚片,直径0.5~1.8cm。外皮棕褐色或黑褐色,有的易剥落,具横向突起的皮孔。切面黄白色至淡黄棕色,皮部较厚,具纤维性,有的可见绵毛状纤维外露,形成层环明显。质硬。气微,味微甘,嚼之有豆腥气。

3.饮片规格等级

炮制品名	国标编码	选货	统货
金雀根	06156310300403006	根,直径0.6~1.8cm,大小均一。无杂质	直径0.5~1.8cm。含杂率≤3%

金雀根饮片规格等级

◇ 二、选货样品

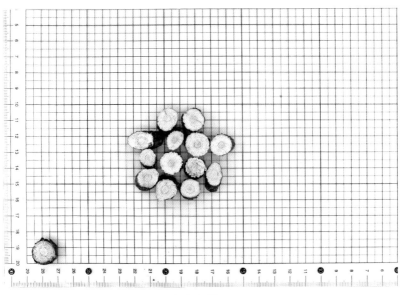

金雀根样品

泽 泻

质量需符合现行《中华人民共和国药典》及《浙江省中药炮制规范》要求。

一、性状标准

1.药典标准

【药材】 呈类球形、椭圆形或卵圆形,长2~7cm,直径2~6cm。表面淡黄色至淡黄棕色,有不规则的横向环状浅沟纹和多数细小突起的须根痕,底部有的有瘤状芽痕。质坚实,断面表面深黄色,粉性,有多数细孔。气微,味微苦。

【饮片】 **泽泻** 呈圆形或椭圆形厚片。外表皮淡黄色至淡黄棕色,可见细小突起的须根痕。切面黄白色至淡黄色,粉性,有多数细孔。气微,味微苦。

2.省炮制规范标准

麸泽泻 为类圆形的厚片,直径2~6cm。表面灰黄色至棕褐色,有细小突起的须根痕。切面棕黄色至深黄色,微具焦斑,有多数细孔。略有焦香气,味微苦。

3.饮片规格等级

泽泻饮片规格等级			
炮制品名	国标编码	选货	统货
泽泻	06190810600103001	直径2.5~6.0cm，大小均一，切面黄白色。无焦枯片	直径2~6cm。焦枯片占比≤2%
麸泽泻	06190810600103216	直径2.5~6.0cm，大小均一	直径2~6cm

◆ 二、选货样品

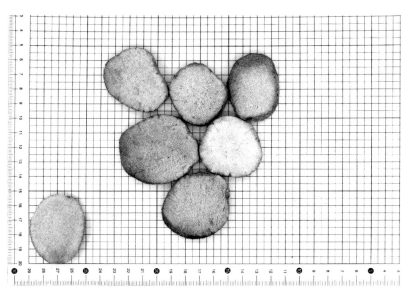

泽泻样品

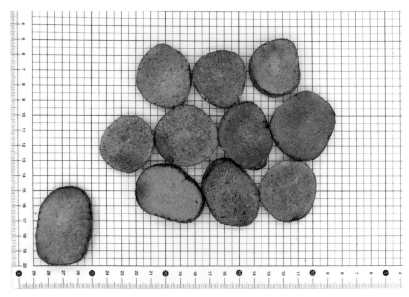

麸泽泻样品

细　辛

质量需符合现行《中华人民共和国药典》要求。

一、性状标准

1.药典标准

【药材】　北细辛　常卷曲成团。根茎横生呈不规则圆柱状,具短分枝,长 1~10cm,直径 0.2~0.4cm;表面灰棕色,粗糙,有环形的节,节间长 0.2~0.3cm,分枝顶端有碗状的茎痕。根细长,密生节上,长 10~20cm,直径 0.1cm;表面灰黄色,平滑或具纵皱纹;有须根和须根痕;质脆,易折断,断面平坦,黄白色或白色。气辛香,味辛辣、麻舌。

汉城细辛　根茎直径 0.1~0.5cm,节间长 0.1~1.0cm。

华细辛　根茎长 5~20cm,直径 0.1~0.2cm,节间长 0.2~1.0cm。气味较弱。

【饮片】　细辛　呈不规则的段。根茎呈不规则圆形,外表皮灰棕色,有时可见环形的节。根细,表面灰黄色,平滑或具纵皱纹。切面黄白色或白色。气辛香,味辛辣、麻舌。

2.省炮制规范标准

无。

3.饮片规格等级

细辛饮片规格等级			
炮制品名	国标编码	选货	统货
细辛	06152010300104005	根茎直径 0.1~0.3cm,根茎占比≤15%	根茎直径 0.1~0.5cm

◆ 二、选货样品

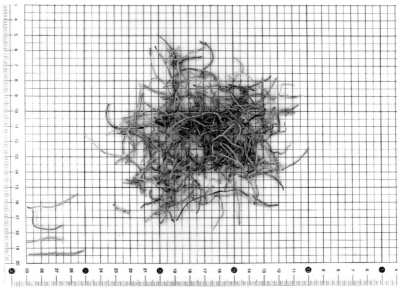

细辛样品

茜 草

质量需符合现行《中华人民共和国药典》要求。

 一、性状标准

1.药典标准

【药材】 根茎呈结节状,丛生粗细不等的根。根呈圆柱形,略弯曲,长 10~25cm,直径 0.2~1.0cm;表面红棕色或暗棕色,具细纵皱纹和少数细根痕;皮部脱落处呈黄红色。质脆,易折断,断面平坦,皮部狭,紫红色,木部宽广,浅黄红色,导管孔多数。气微,味微苦,久嚼刺舌。

【饮片】 茜草 呈不规则的厚片或段。根呈圆柱形,外表皮红棕色或暗棕色,具细纵纹;皮部脱落处呈黄红色。切面皮部狭,紫红色,木部宽广,浅黄红色,导管孔多数。气微,味微苦,久嚼刺舌。

茜草炭 形如茜草片或段,表面黑褐色,内部棕褐色。气微,味苦、涩。

2.省炮制规范标准

无。

3.饮片规格等级

炮制品名	国标编码	选货	统货
		茜草饮片规格等级	
茜草	06173510300103006	根占比≥80%，直径0.2~1.0cm，其中直径0.3cm以上者占比≥50%。无灰屑	含杂率≤3%
茜草炭	06173510300103419	根占比≥80%，直径0.2~1.0cm，其中直径0.3cm以上者占比≥50%。无灰屑	含杂率≤3%

二、选货样品

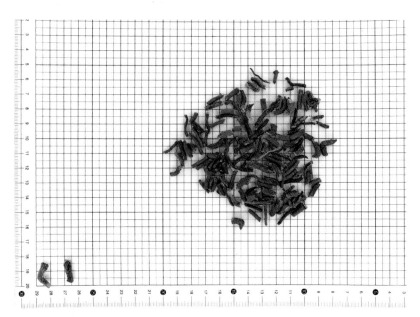

茜草样品

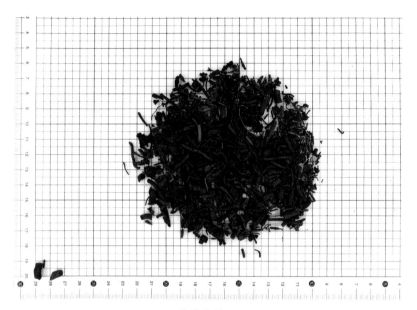

茜草炭样品

南沙参

质量需符合现行《中华人民共和国药典》及《浙江省中药炮制规范》要求。

 一、性状标准

1.药典标准

【药材】 呈圆锥形或圆柱形,略弯曲,长7~27cm,直径0.8~3.0cm。表面黄白色或淡棕黄色,凹陷处常有残留粗皮,上部多有深陷横纹,呈断续的环状,下部有纵纹和纵沟。顶端具1或2个根茎。体轻,质松泡,易折断,断面不平坦,黄白色,多裂隙。气微,味微甘。

【饮片】 南沙参 呈圆形、类圆形或不规则形的厚片。外表皮黄白色或淡棕黄色,切面黄白色,有不规则裂隙。气微,味微甘。

2.省炮制规范标准

南沙参 多为类圆形的厚片,直径0.8~3.0cm。表面黄白色至棕黄色,具纵皱纹,有的可见横纹。切面黄白色,具多数不规则裂隙。质轻泡。气微,味微甘。

3.饮片规格等级

南沙参饮片规格等级			
炮制品名	国标编码	选货	统货
南沙参	06174110100103009	直径1~3cm,大小均一。碎屑率≤2%	直径0.8~3.0cm

◆ 二、选货样品

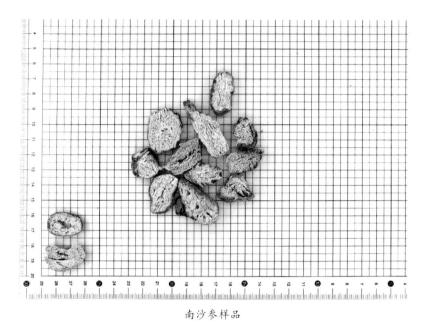

南沙参样品

威灵仙

质量需符合现行《中华人民共和国药典》要求。

 一、性状标准

1.药典标准

【药材】 **威灵仙** 根茎呈柱状,长 1.5~10.0cm,直径 0.3~1.5cm;表面淡棕黄色;顶端残留茎基;质较坚韧,断面纤维性;下侧着生多数细根。根呈细长圆柱形,稍弯曲,长 7~15cm,直径 0.1~0.3cm;表面黑褐色,有细纵纹,有的皮部脱落,露出黄白色木部;质硬脆,易折断,断面皮部较广,木部淡黄色,略呈方形,皮部与木部间常有裂隙。气微,味淡。

棉团铁线莲 根茎呈短柱状,长 1~4cm,直径 0.5~1.0cm。根长 4~20cm,直径 0.1~0.2cm;表面棕褐色至棕黑色;断面木部圆形。味咸。

东北铁线莲 根茎呈柱状,长 1~11cm,直径 0.5~2.5cm。根较密集,长 5~23cm,直径 0.1~0.4cm;表面棕黑色;断面木部近圆形。味辛辣。

【饮片】 **威灵仙** 呈不规则的段。表面黑褐色、棕褐色或棕黑色,有细纵纹,有的皮部脱落,露出黄白色木部。切面皮部较广,木部淡黄色,略呈方形或近圆形,皮部与木部间常有裂隙。

2.省炮制规范标准

无。

3.饮片规格等级

	威灵仙饮片规格等级		
炮制品名	国标编码	选货	统货
威灵仙	06153710300104003	根茎占比≤30%	根茎占比≤50%

◆ 二、选货样品

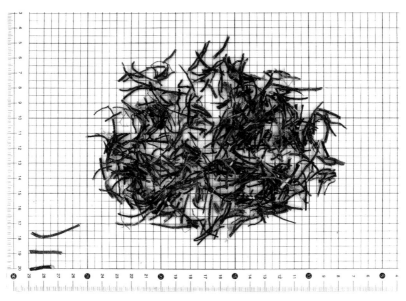

威灵仙样品

骨碎补

质量需符合现行《中华人民共和国药典》要求。

 一、性状标准

1.药典标准

【药材】 呈扁平长条状,多弯曲,有分枝,长 5~15cm,宽 1.0~1.5cm,厚 0.2~0.5cm。表面密被深棕色至暗棕色的小鳞片,柔软如毛,经火燎者呈棕褐色或暗褐色,两侧及上表面均具突起或凹下的圆形叶痕,少数有叶柄残基和须根残留。体轻,质脆,易折断,断面红棕色,维管束呈黄色点状,排列成环。气微,味淡、微涩。

【饮片】 骨碎补 呈不规则厚片。表面深棕色至棕褐色,常残留细小的棕色鳞片,有的可见圆形的叶痕。切面红棕色,黄色的维管束点状排列成环。气微,味淡、微涩。

2.省炮制规范标准

无。

3.饮片规格等级

骨碎补饮片规格等级			
炮制品名	国标编码	选货	统货
骨碎补	06135610500103001	饱满、质轻。灰屑率≤1%	灰屑率≤3%

◆ 二、选货样品

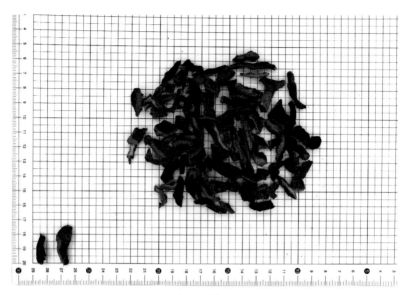

骨碎补样品

香 附

质量需符合现行《中华人民共和国药典》及《浙江省中药炮制规范》要求。

> 一、性状标准

1.药典标准

【药材】 多呈纺锤形,有的略弯曲,长 2.0~3.5cm,直径 0.5~1.0cm。表面棕褐色或黑褐色,有纵皱纹,并有 6~10 个略隆起的环节,节上有未除净的棕色毛须和须根断痕;去净毛须者较光滑,环节不明显。质硬,经蒸煮者断面黄棕色或红棕色,角质样;生晒者断面色白而显粉性,内皮层环纹明显,中柱色较深,点状维管束散在。气香,味微苦。

【饮片】 醋香附 形如香附片(粒),表面黑褐色。微有醋香气,味微苦。

2.省炮制规范标准

香附 多为卵形或类圆形的厚片,直径 0.5~1.2cm。表面棕褐色或黑褐色,具环节,有的节上有残留的毛须。直接干燥者切面白色至棕黄色,粉性或略带角质样;经蒸煮者断面黄棕色或红棕色,角质样,内皮层环明显,中柱色较深,维管束点状散生。气香,味微苦。

醋香附(浙) 表面黑色,内部深褐色。微具醋气。

3.饮片规格等级

香附饮片规格等级			
炮制品名	国标编码	选货	统货
醋香附	06191310500103327	直径0.6cm以上的片占比≥70%	直径0.5~1.2cm
醋香附（浙）	06191310500103792	直径0.6cm以上的片占比≥70%	直径0.5~1.2cm

二、选货样品

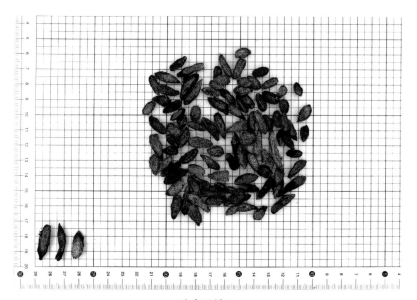

醋香附样品

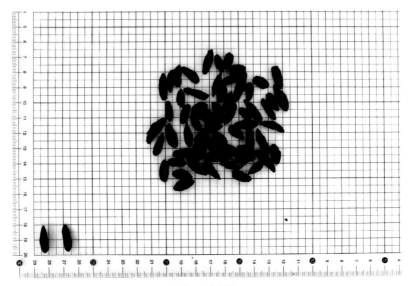

醋香附(浙)样品

重　楼

质量需符合现行《中华人民共和国药典》及《浙江省中药炮制规范》要求。

一、性状标准

1.药典标准

【药材】　呈结节状扁圆柱形,略弯曲,长 5~12cm,直径 1.0~4.5cm。表面黄棕色或灰棕色,外皮脱落处呈白色;密具层状突起的粗环纹,一面结节明显,结节上具椭圆形凹陷茎痕,另一面有疏生的须根或疣状须根痕。顶端具鳞叶和茎的残基。质坚实,断面平坦,白色至浅棕色,粉性或角质。气微,味微苦、麻。

【饮片】　**重楼**　呈近圆形、椭圆形或不规则片状。表面白色、黄白色或浅棕色,周边表皮黄棕色或棕褐色,粉性或角质。气微,味微苦、麻。

2.省炮制规范标准

重楼　多为椭圆形的厚片,直径 1.0~4.5cm。表面黄棕色或灰棕色。切面粉白色、淡黄色至浅棕色,粉性或角质状,维管束散生。粉末细腻均匀,类白色或淡黄色。气微,味微苦、麻舌。

3.饮片规格等级

重楼饮片规格等级			
炮制品名	国标编码	选货	统货
重楼	06192910500402001	直径 1.2~4.5cm,大小均一	直径 1.0~4.5cm

◆ 二、选货样品

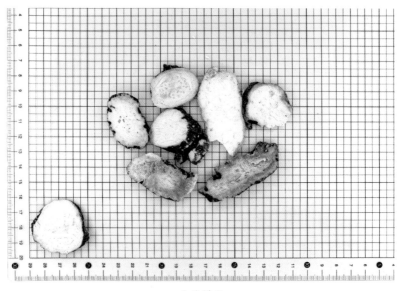

重楼样品

浙重楼

质量需符合现行《浙江省中药炮制规范》要求。

一、性状标准

1.药典标准

无。

2.省炮制规范标准

浙重楼　多为椭圆形的厚片,直径1~2cm。表面淡棕黄色。切面类白色,粉性,维管束散生。粉末细腻均匀,类白色。气微,味微苦、麻。

3.饮片规格等级

炮制品名	国标编码	选货	统货
浙重楼	06192910500403008	直径1.2~2.0cm,大小均一	直径1~2cm

◈ 二、选货样品

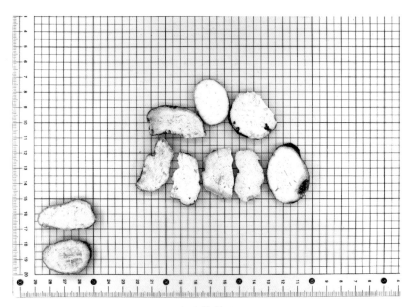

浙重楼样品

独　活

质量需符合现行《中华人民共和国药典》要求。

 一、性状标准

1.药典标准

【药材】　根略呈圆柱形,下部2~3分枝或更多,长10~30cm。根头部膨大,圆锥状,多横皱纹,直径1.5~3.0cm,顶端有茎、叶的残基或凹陷。表面灰褐色或棕褐色,具纵皱纹,有横长皮孔样突起及稍突起的细根痕。质较硬,受潮则变软,断面皮部灰白色,有多数散在的棕色油室,木部灰黄色至黄棕色,形成层环棕色。有特异性香气,味苦、辛、微麻舌。

【饮片】　独活　呈类圆形薄片。外表皮灰褐色或棕褐色,具皱纹。切面皮部灰白色至灰褐色,有多数散在的棕色油点,木部灰黄色至黄棕色,形成层环棕色。有特异性香气。味苦、辛、微麻舌。

2.省炮制规范标准

无。

3.饮片规格等级

独活饮片规格等级			
炮制品名	国标编码	选货	统货
独活	06164310100802008	尾部占比≤1/4,质油润。无焦枯片	尾部占比≤1/3。焦枯片占比≤5%

◆ 二、选货样品

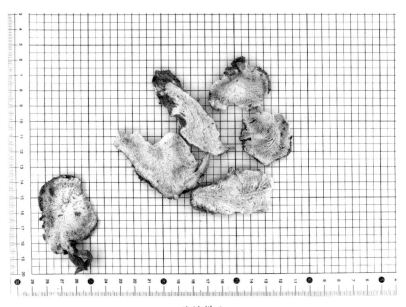

独活样品

前　胡

质量需符合现行《中华人民共和国药典》及《浙江省中药炮制规范》要求。

◈ 一、性状标准

1.药典标准

【药材】　呈不规则的圆柱形、圆锥形或纺锤形，稍扭曲，下部常有分枝，长3~15cm，直径1~2cm。表面黑褐色或灰黄色，根头部多有茎痕和纤维状叶鞘残基，上端有密集的细环纹，下部有纵沟、纵皱纹及横向皮孔样突起。质较柔软，干者质硬，可折断，断面不整齐，淡黄白色，皮部散有多数棕黄色油点，形成层环纹棕色，射线放射状。气芳香，味微苦、辛。

【饮片】　前胡　呈类圆形或不规则形的薄片。外表皮黑褐色或灰黄色，有时可见残留的纤维状叶鞘残基。切面黄白色至淡黄色，皮部散有多数棕黄色油点，可见一棕色环纹及放射状纹理。气芳香，味微苦、辛。

蜜前胡　形如前胡片，表面黄褐色，略具光泽，滋润。味微甜。

2.省炮制规范标准

炒前胡　多为类圆形或不规则形的薄片，直径0.5~2.0cm。表面黑褐色或灰黄色，有的可见纵皱纹、环纹、横向皮孔或残留的纤维状叶鞘残基。切面淡黄色至棕黄色，可见不明显的小油点，皮部厚，具放射状裂隙，形成层环棕色，木部具放射状纹理。微具焦斑。气香，味微苦、辛。

3.饮片规格等级

炮制品名	国标编码	选货	统货
前胡	06164310100702001	直径0.5~1.5cm,其中直径0.8cm以上的片占比≥60%,香气浓郁	直径0.5~2.0cm
蜜前胡	06164310100702353	直径0.5~1.5cm,其中直径0.8cm以上的片占比≥60%	直径0.5~2.0cm
炒前胡	06164310100702117	直径0.5~1.5cm,其中直径0.8cm以上的片占比≥60%	直径0.5~2.0cm

前胡饮片规格等级

二、选货样品

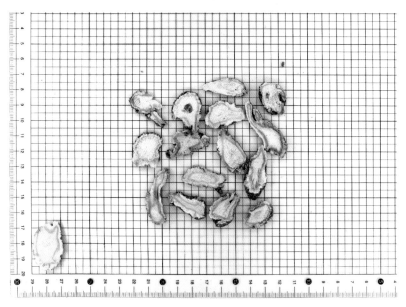

前胡样品

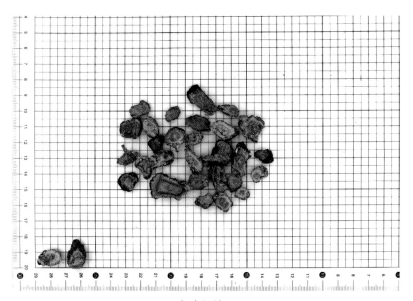

蜜前胡样品

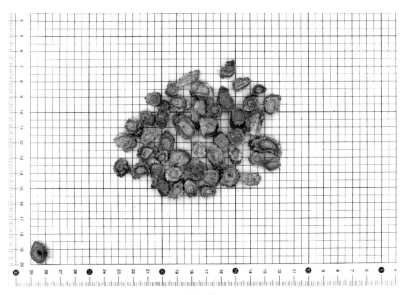

炒前胡样品

秦　艽

质量需符合现行《中华人民共和国药典》要求。

 一、性状标准

1.药典标准

【药材】　秦艽　呈类圆柱形,上粗下细,扭曲不直,长10~30cm,直径1~3cm。表面黄棕色或灰黄色,有纵向或扭曲的纵皱纹,顶端有残存茎基及纤维状叶鞘。质硬而脆,易折断,断面略显油性,皮部黄色或棕黄色,木部黄色。气特异,味苦、微涩。

麻花艽　呈类圆锥形,多由数个小根纠聚而膨大,直径可达7cm。表面棕褐色,粗糙,有裂隙呈网状孔纹。质松脆,易折断,断面多呈枯朽状。

小秦艽　呈类圆锥形或类圆柱形,长8~15cm,直径0.2~1.0cm。表面棕黄色。主根通常1个,残存的茎基有纤维状叶鞘,下部多分枝。断面黄白色。

【饮片】　秦艽　呈类圆形的厚片。外表皮黄棕色、灰黄色或棕褐色,粗糙,有扭曲纵纹或网状孔纹。切面皮部黄色或棕黄色,木部黄色,有的中心呈枯朽状。气特异,味苦、微涩。

2.省炮制规范标准
无。

3.饮片规格等级

炮制品名	国标编码	选货	统货
秦艽	06171410100103003	皮部较疏松,有裂隙。无残基,无杂质	含杂率≤3%

二、选货样品

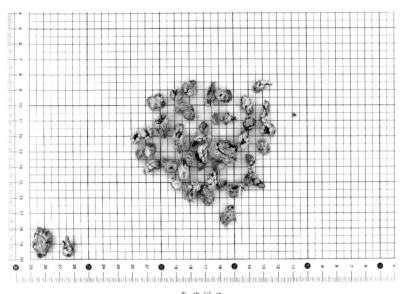

秦艽样品

莪 术

质量需符合现行《中华人民共和国药典》及《浙江省中药炮制规范》要求。

一、性状标准

1.药典标准

【药材】 **蓬莪术** 应呈卵圆形、长卵形、圆锥形或长纺锤形,顶端多钝尖,基部钝圆,长2~8cm,直径1.5~4.0cm。表面灰黄色至灰棕色,上部环节突起,有圆形微凹的须根痕或残留的须根,有的两侧各有1列下陷的芽痕和类圆形的侧生根茎痕,有的可见刀削痕。体重,质坚实,断面灰褐色至蓝褐色,蜡样,常附有灰棕色粉末,皮层与中柱易分离,内皮层环纹棕褐色。气微香,味微苦而辛。

广西莪术 环节稍突起,断面黄棕色至棕色,常附有淡黄色粉末,内皮层环纹黄白色。

温莪术 断面黄棕色至棕褐色,常附有淡黄色至黄棕色粉末。气香或微香。

【饮片】 **莪术** 呈类圆形或椭圆形的厚片。外表皮灰黄色或灰棕色,有时可见环节或须根痕。切面黄绿色、黄棕色或棕褐色,内皮层环纹明显,散在"筋脉"小点。气微香,味微苦而辛。

2.省炮制规范标准

莪术

温莪术 为类圆形或不规则形的厚片或薄片,直径1.5~4.0cm。

表面灰黄色至灰棕色。切面黄棕色至棕褐色,常附有黄白色至黄棕色的粉状物。内皮层环棕褐色,皮层与中柱有时分离,散生淡黄棕色的点状维管束。质坚脆。气微香,味微苦、辛。

蓬莪术 切面灰褐色至蓝褐色,蜡样,常附有灰棕色的粉状物。

广西莪术 切面黄棕色至棕色,常附有淡黄色的粉状物,内皮层环黄白色。

3.饮片规格等级

莪术饮片规格等级			
炮制品名	国标编码	选货	统货
莪术	06193510500703000	直径 2.5~4.0cm,透心。无边片,无须根	直径 1.5~4.0cm。边片占比≤10%,偶见须根

二、选货样品

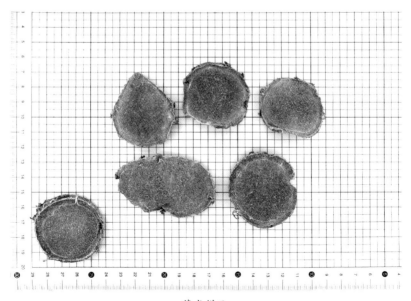

莪术样品

桔 梗

质量需符合现行《中华人民共和国药典》及《浙江省中药炮制规范》要求。

◆ 一、性状标准

1.药典标准

【药材】 呈圆柱形或略呈纺锤形,下部渐细,有的有分枝,略扭曲,长7~20cm,直径0.7~2.0cm。表面淡黄白色至黄色,不去外皮者表面黄棕色至灰棕色,具纵扭皱沟,并有横长的皮孔样斑痕及支根痕,上部有横纹。有的顶端有较短的根茎或不明显,其上有数个半月形茎痕。质脆,断面不平坦,形成层环棕色,皮部黄白色,有裂隙,木部淡黄色。气微,味微甜后苦。

【饮片】 桔梗 呈椭圆形或不规则厚片。外皮多已除去或偶有残留。切面皮部黄白色,较窄;形成层环纹明显,棕色;木部宽,有较多裂隙。气微,味微甜后苦。

2.省炮制规范标准

桔梗 为类圆形的薄片,直径0.7~2.0cm。表面类白色至灰棕色。切面平坦,皮部黄白色,常有不规则的裂隙,形成层环棕色;木部淡黄白色,微有放射状的裂隙。气微,味微甜后苦。

3.饮片规格等级

炮制品名	国标编码	选货	统货
桔梗	06174110100303003	直径0.8~2.0cm,大小均一。无外皮,无油片,无杂质	直径0.7~2.0cm。含杂率≤3%

桔梗饮片规格等级

二、选货样品

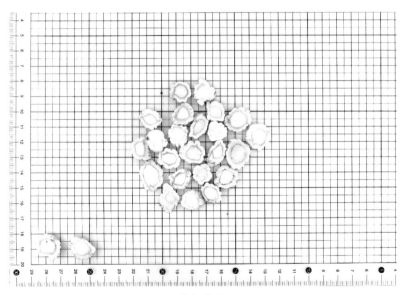

桔梗样品

柴 胡

质量需符合现行《中华人民共和国药典》及《浙江省中药炮制规范》要求。

◆ 一、性状标准

1. 药典标准

【药材】 **北柴胡** 呈圆柱形或长圆锥形,长 6~15cm,直径 0.3~0.8cm。根头膨大,顶端残留 3~15 个茎基或短纤维状叶基,下部分枝。表面黑褐色或浅棕色,具纵皱纹、支根痕及皮孔。质硬而韧,不易折断,断面显纤维性,皮部浅棕色,木部黄白色。气微香,味微苦。

【饮片】 **北柴胡** 呈不规则厚片。外表皮黑褐色或浅棕色,具纵皱纹和支根痕。切面淡黄白色,纤维性。质硬。气微香,味微苦。

2. 省炮制规范标准

北柴胡 为类圆形或不规则形的厚片或段,直径 0.2~0.8cm。表面浅棕色或黑褐色,具纵皱纹,有的可见支根痕及皮孔。切面皮部薄,易剥落,木部黄白色,致密,具放射状纹理。质硬而韧。气微香,味微苦。

炒柴胡 表面色较深,微具焦斑。

3.饮片规格等级

柴胡饮片规格等级			
炮制品名	国标编码	选货	统货
北柴胡	06164310101003008	直径 0.4~0.8cm。无地上部分	直径 0.2~0.8cm。偶见地上部分
炒柴胡	06164310101003114	直径 0.4~0.8cm。无地上部分	直径 0.2~0.8cm。偶见地上部分

二、选货样品

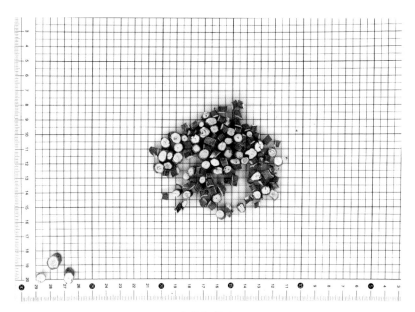

北柴胡样品

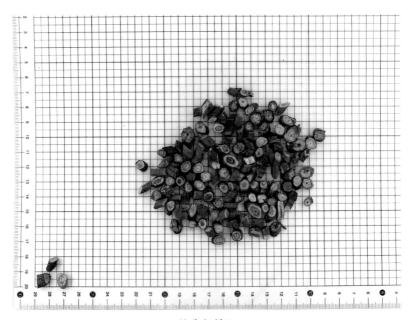

炒柴胡样品

党　参

质量需符合现行《中华人民共和国药典》及《浙江省中药炮制规范》要求。

◆ 一、性状标准

1.药典标准

【药材】　党参　呈长圆柱形,稍弯曲,长 10~35cm,直径 0.4~2.0cm。表面灰黄色、黄棕色至灰棕色,根头部有多数疣状突起的茎痕及芽,每个茎痕的顶端呈凹下的圆点状;根头下有致密的环状横纹,向下渐稀疏,有的达全长的一半,栽培品环状横纹少或无;全体有纵皱纹和散在的横长皮孔样突起,支根断落处常有黑褐色胶状物。质稍柔软或稍硬而略带韧性,断面稍平坦,有裂隙或放射状纹理,皮部淡棕黄色至黄棕色,木部淡黄色至黄色。有特殊香气,味微甜。

素花党参(西党参)　长 10~35cm,直径 0.5~2.5cm。表面黄白色至灰黄色,根头下致密的环状横纹常为全长的一半以上。断面裂隙较多,皮部灰白色至淡棕色。

川党参　长 10~45cm,直径 0.5~2.0cm。表面灰黄色至黄棕色,有明显不规则的纵沟。质较软而结实,断面裂隙较少,皮部黄白色。

【饮片】　党参片　呈类圆形的厚片。外表皮灰黄色、黄棕色至灰棕色,有时可见根头部有多数疣状突起的茎痕和芽。切面皮部淡棕黄色至黄棕色,木部淡黄色至黄色,有裂隙或放射状纹理。有特殊香气,味微甜。

2.省炮制规范标准

党参

党参　为类圆形的短段,直径0.4~2.0cm。表面黄棕色至灰棕色,有纵皱纹,有的具细密环纹,或有褐色或黑褐色胶状物的支根痕,根头部具多数疣状突起的茎痕及潜伏芽。切面平坦,皮部淡黄白色至淡棕色,散生淡黄色放射状排列的乳管群及少数裂隙,形成层环明显,木部淡黄色,具少数放射状裂隙。质韧。香气特异,味微甜。

素花党参　直径可达2.5cm。表面灰黄色,有纵皱纹,多具细密的环纹。切面皮部灰白色至淡棕色,具多数不规则的裂隙,木部导管孔明显。

川党参　表面灰黄色至黄棕色,有纵皱纹或密集的环纹。切面皮部黄白色,具少数裂隙,木部较坚实。

炒党参　表面深黄色,微具焦斑。

3.饮片规格等级

<table>
<tr><th colspan="4">党参饮片规格等级</th></tr>
<tr><th>炮制品名</th><th>国标编码</th><th>选货</th><th>统货</th></tr>
<tr><td>党参</td><td>06174110100204003</td><td>直径0.8~2.0cm,大小均一,味较甜。无芦头</td><td>直径0.4~2.0cm</td></tr>
<tr><td>党参片</td><td>06174110100203006</td><td>直径0.8~2.0cm,大小均一,味较甜。无芦头</td><td>直径0.4~2.0cm</td></tr>
<tr><td>炒党参</td><td>06174110100204119</td><td>直径0.8~2.0cm,大小、色泽均一。无芦头</td><td>直径0.4~2.0cm</td></tr>
</table>

二、选货样品

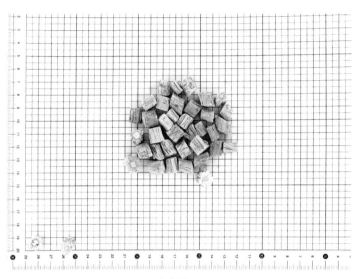

党参样品

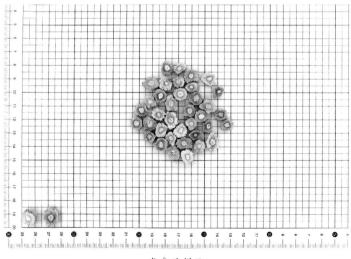

党参片样品

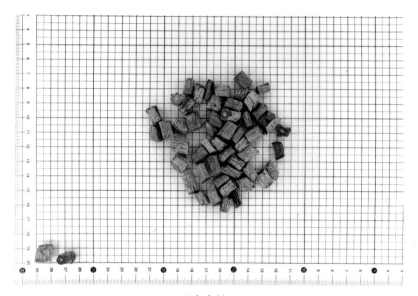

炒党参样品

射　干

质量需符合现行《中华人民共和国药典》要求。

◆ 一、性状标准

1.药典标准

【药材】 呈不规则结节状,长 3~10cm,直径 1~2cm。表面黄褐色、棕褐色或黑褐色,皱缩,有较密的环纹。上面有数个圆盘状凹陷的茎痕,偶有茎基残存;下面有残留细根及根痕。质硬,断面黄色,颗粒性。气微,味苦、微辛。

【饮片】 **射干** 呈不规则形或长条形的薄片。外表皮黄褐色、棕褐色或黑褐色,皱缩,可见残留的须根和须根痕,有的可见环纹。切面淡黄色或鲜黄色,具散在筋脉小点或筋脉纹,有的可见环纹。气微,味苦、微辛。

2.省炮制规范标准

无。

3.饮片规格等级

炮制品名	国标编码	选货	统货
射干	06193310500202004	切面黄色,味苦,偶见细根。含杂率≤1%	含杂率≤3%

◆ 二、选货样品

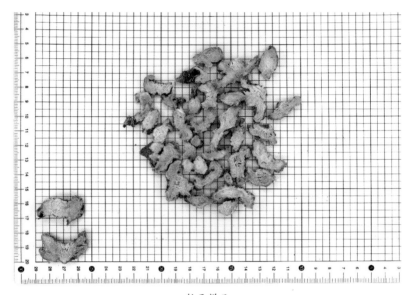

射干样品

徐长卿

质量需符合现行《中华人民共和国药典》要求。

 一、性状标准

1.药典标准

【药材】 根茎呈不规则柱状,有盘节,长0.5~3.5cm,直径2~4mm。有的顶端带有残茎,细圆柱形,长约2cm,直径1~2mm,断面中空;根茎节处周围着生多数根。根呈细长圆柱形,弯曲,长10~16cm,直径1.0~1.5mm。表面淡黄白色至淡棕黄色或棕色,具微细的纵皱纹,并有纤细的须根。质脆,易折断,断面粉性,皮部类白色或黄白色,形成层环淡棕色,木部细小。气香,味微辛凉。

【饮片】 徐长卿 呈不规则的段。根茎有节,四周着生多数根。根圆柱形,表面淡黄白色至淡棕黄色或棕色,有细纵皱纹。切面粉性,皮部类白色或黄白色,形成层环淡棕色,木部细小。气香,味微辛凉。

2.省炮制规范标准

无。

3.饮片规格等级

炮制品名	国标编码	选货	统货
徐长卿	06171610300304006	根茎占比≤20%,气香浓郁,味辛凉,微有麻舌感。含杂率≤1%	根茎占比≤40%。含杂率≤3%

徐长卿饮片规格等级

◈ 二、选货样品

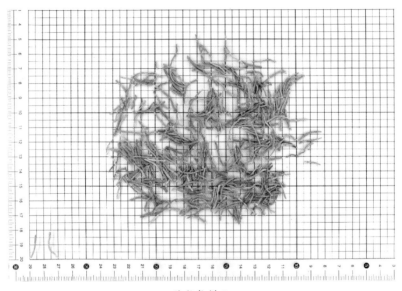

徐长卿样品

浙贝母

质量需符合现行《中华人民共和国药典》及《浙江省中药炮制规范》要求。

一、性状标准

1.药典标准

【药材】 **大贝** 为鳞茎外层的单瓣鳞叶,略呈新月形,高1~2cm,直径2.0~3.5cm。外表面类白色至淡黄色,内表面白色或淡棕色,被有白色粉末。质硬而脆,易折断,断面白色至黄白色,富粉性。气微,味微苦。

珠贝 为完整的鳞茎,呈扁圆形,高1.0~1.5cm,直径1.0~2.5cm。表面黄棕色至黄褐色,有不规则的皱纹;或表面类白色至淡黄色,较光滑或被有白色粉末。质硬,不易折断,断面淡黄色或类白色,略带角质状或粉性;外层鳞叶2瓣,肥厚,略似肾形,互相抱合,内有小鳞叶2~3枚和干缩的残茎。

浙贝片 为椭圆形或类圆形片,大小不一,长1.5~3.5cm,宽1~2cm,厚0.2~0.4cm。外皮黄褐色或灰褐色,略皱缩;或淡黄色,较光滑。切面微鼓起,灰白色;或平坦,粉白色。质脆,易折断,断面粉白色,富粉性。

【饮片】 **浙贝母** 为类圆形的厚片或碎块,有的具心芽。外皮黄褐色或灰褐色,略皱缩;或淡黄白色,较光滑或被有白色粉末。切面微鼓起或平坦,灰白色或粉白色,略角质状或富粉性。多质坚硬,易折断;或质硬,断面灰白色或白色,有的浅黄棕色。气微,味苦。

2.省炮制规范标准

浙贝母

浙贝片　为椭圆形或类圆形片。外皮黄褐色或灰褐色,略皱缩;或淡黄色,较光滑。切面平坦或微鼓起,粉白色或灰白色。易折断,断面白色或灰白色,富粉性或略角质状。气微,味苦。

珠贝　为不规则形的厚片或碎块,有的具不完整的心芽。质硬,不易折断,断面淡黄色或浅棕色。

大贝　为肾形或不规则形的厚片,直径2.0~3.5cm。表面类白色、淡黄色至淡棕色,或附有白色粉末。切面白色或淡黄色,粉性,质硬而脆,易折断。

3.饮片规格等级

浙贝母饮片规格等级			
炮制品名	国标编码	选货	统货
浙贝母	06192910700603000	直径2.0~3.5cm,大小均一。边片占比≤15%	边片占比≤40%

二、选货样品

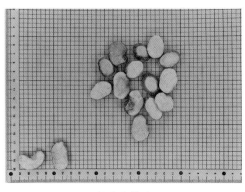

浙贝母样品

黄　芩

质量需符合现行《中华人民共和国药典》及《浙江省中药炮制规范》要求。

一、性状标准

1.药典标准

【药材】　呈圆锥形,扭曲,长8~25cm,直径1~3cm。表面棕黄色或深黄色,有稀疏的疣状细根痕,上部较粗糙,有扭曲的纵皱纹或不规则的网纹,下部有顺纹和细皱纹。质硬而脆,易折断,断面黄色,中心红棕色;老根中心呈枯朽状或中空,暗棕色或棕黑色。气微,味苦。

栽培品　较细长,多有分枝。表面浅黄棕色,外皮紧贴,纵皱纹较细腻。断面黄色或浅黄色,略呈角质样。味微苦。

【饮片】　黄芩片　为类圆形或不规则形薄片。外表皮黄棕色或棕褐色。切面黄棕色或黄绿色,具放射状纹理。

2.省炮制规范标准

黄芩　为类圆形或不规则形的厚片,细小者呈段状,直径0.5~3.0cm。表面深黄色至黄棕色,多较粗糙,有皱纹。切面皮部黄色,木部色较浅,有时呈层片状,有的中心暗棕色、棕黑色,或枯朽成空洞。气微,味苦。

栽培品　表面浅黄棕色,纵皱纹较细腻,切面略呈角质样。苦味较淡。

炒黄芩　为类圆形或不规则形的厚片,细小者呈段状,直径 0.5~3.0cm。表面深黄色,微具焦斑。

3.饮片规格等级

		黄芩饮片规格等级	
炮制品名	国标编码	选货	统货
黄芩	06172210100103602	直径 0.8~1.5cm,大小均一,切面黄棕色(栽培品)	直径 0.5~3.0cm
黄芩片	06172210100102605	直径 0.8~1.5cm,大小均一,切面黄棕色(栽培品)	直径 0.5~3.0cm
炒黄芩	06172210100103114	直径 0.8~1.5cm	直径 0.5~3.0cm

二、选货样品

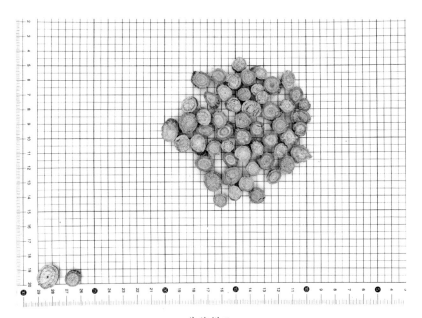

黄芩样品

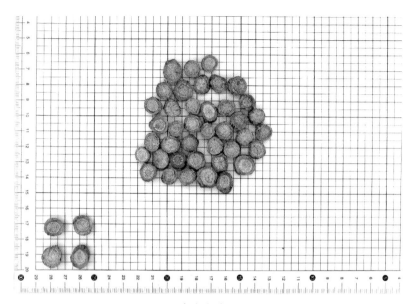

黄芩片样品

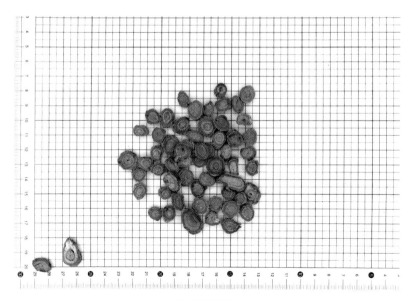

炒黄芩样品

黄　芪

质量需符合现行《中华人民共和国药典》及《浙江省中药炮制规范》要求。

一、性状标准

1.药典标准

【药材】　呈圆柱形,有的有分枝,上端较粗,长 30~90cm,直径 1.0~3.5cm。表面淡棕黄色或淡棕褐色,有不整齐的纵皱纹或纵沟。质硬而韧,不易折断,断面纤维性强,并显粉性,皮部黄白色,木部淡黄色,有放射状纹理和裂隙,老根中心偶呈枯朽状,黑褐色或呈空洞。气微,味微甜,嚼之微有豆腥味。

【饮片】　黄芪　呈类圆形或椭圆形的厚片,外表皮黄白色至淡棕褐色,可见纵皱纹或纵沟。切面皮部黄白色,木部淡黄色,有放射状纹理及裂隙,有的中心偶有枯朽状,黑褐色或呈空洞。气微,味微甜,嚼之有豆腥味。

炙黄芪　呈圆形或椭圆形的厚片,直径 0.8~3.5cm,厚 0.1~0.4cm,外表皮淡棕黄色或淡棕褐色,略有光泽,可见纵皱纹或纵沟。切面皮部黄白色,木部淡黄色,有放射状纹理和裂隙,有的中心偶有枯朽状,黑褐色或呈空洞。具蜜香气,味甜,略带黏性,嚼之微有豆腥味。

2.省炮制规范标准

黄芪　为类圆形的薄片,直径 0.3~3.5cm。表面灰黄色或淡棕褐色,有皱纹。切面粉性,皮部黄白色,木部淡黄色,具致密的放射状纹理及不甚明显的年轮,有的中心黑褐色,或枯朽成空洞。质韧。气微,味微甜,嚼之有豆腥气。

蜜炙黄芪　表面深黄色,略具光泽,滋润。味甜。

炒黄芪　表面深黄色,略具焦斑。

3.饮片规格等级

黄芪饮片规格等级			
炮制品名	国标编码	选货	统货
黄芪	06156310100603002	直径 1.0~1.6cm,切面致密,无空洞,豆腥气足(栽培品)	直径 0.3~3.5cm
炙黄芪	06156310100603354	直径 1.0~1.6cm,切面致密,无空洞(栽培品)	直径 0.3~3.5cm
蜜炙黄芪	06156310100602357	直径 1.0~1.6cm,切面致密,无空洞(栽培品)	直径 0.3~3.5cm
炒黄芪	06156310100603118	直径 1.0~1.6cm,切面致密,无空洞(栽培品)	直径 0.3~3.5cm

二、选货样品

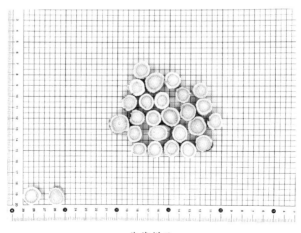

黄芪样品

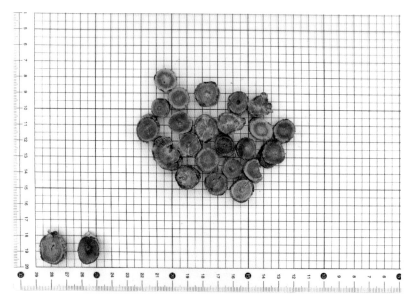

炙黄芪样品

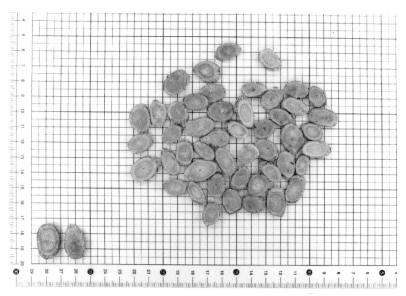

蜜炙黄芪样品

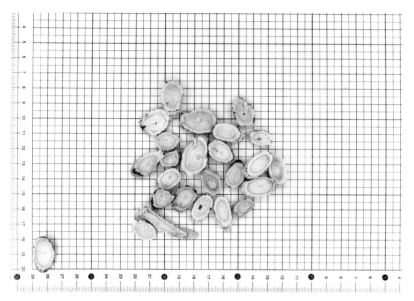

炒黄芪样品

黄 连

质量需符合现行《中华人民共和国药典》及《浙江省中药炮制规范》要求。

◆ 一、性状标准

1.药典标准

【药材】 味连 多集聚成簇,常弯曲,形如鸡爪,单枝根茎长3~6cm,直径0.3~0.8cm。表面灰黄色或黄褐色,粗糙,有不规则结节状隆起、须根及须根残基,有的节间表面平滑如茎秆,习称"过桥"。上部多残留褐色鳞叶,顶端常留有残余的茎或叶柄。质硬,断面不整齐,皮部橙红色或暗棕色,木部鲜黄色或橙黄色,呈放射状排列,髓部有的中空。气微,味极苦。

雅连 多为单枝,略呈圆柱形,微弯曲,长4~8cm,直径0.5~1.0cm。"过桥"较长。顶端有少许残茎。

云连 弯曲呈钩状,多为单枝,较细小。

【饮片】 黄连片 呈不规则的薄片。外表皮灰黄色或黄褐色,粗糙,有细小的须根。切面或碎断面鲜黄色或红黄色,具放射状纹理,气微,味极苦。

2.省炮制规范标准

炒黄连 为长条形、类圆形或不规则形的薄片,直径0.3~1.0cm。表面棕黄色,微具焦斑,粗糙。切面皮部厚,木部具裂隙,髓部有时中空。质硬而脆。有焦香气,味极苦。

3.饮片规格等级

炮制品名	国标编码	选货	统货
		黄连饮片规格等级	
黄连片	06153710500302001	直径 0.5~1.0cm，基本无须根。焦枯者及碎屑占比≤2%	直径0.3~1.0cm
炒黄连	06153710500302117	直径 0.5~1.0cm，基本无须根。碎屑率<2%	直径0.3~1.0cm

二、选货样品

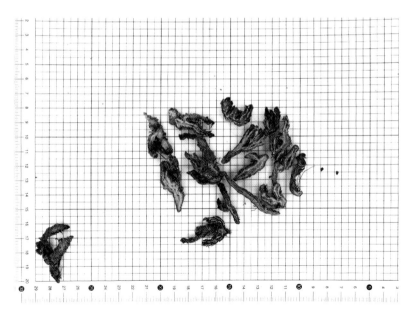

黄连片样品

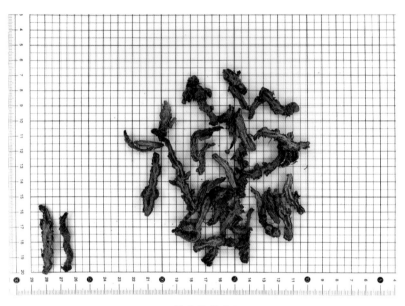

炒黄连样品

黄　精

质量需符合现行《中华人民共和国药典》及《浙江省中药炮制规范》要求。

一、性状标准

1.药典标准

【药材】 **大黄精** 呈肥厚肉质的结节块状,结节长可在10cm以上,宽3~6cm,厚2~3cm。表面淡黄色至黄棕色,具环节,有皱纹及须根痕,结节上侧茎痕呈圆盘状,圆周凹入,中部突出。质硬而韧,不易折断,断面角质,淡黄色至黄棕色。气微,味甜,嚼之有黏性。

鸡头黄精 呈结节状弯柱形,长3~10cm,直径0.5~1.5cm。结节长2~4cm,略呈圆锥形,常有分枝。表面黄白色或灰黄色,半透明,有纵皱纹,茎痕圆形,直径5~8mm。

姜形黄精 呈长条结节块状,长短不等,常数个块状结节相连。表面灰黄色或黄褐色,粗糙,结节上侧有突出的圆盘状茎痕,直径0.8~1.5cm。

味苦者不可供药用。

2.省炮制规范标准

制黄精 为不规则形的厚片,大小不一。表面滋润黑色,微具光泽,具皱纹及隆起的环纹,有时可见圆形多数点状维管束的茎痕。切面散生点状维管束。质柔韧,断面中心棕色至浅褐色,气似焦糖,味甜,嚼之有黏性。

3.饮片规格等级

炮制品名	国标编码	选货	统货
制黄精	06192910500603606	直径1cm以上的片占比≥60%，质油润，有光泽	质柔韧

◇ 二、选货样品

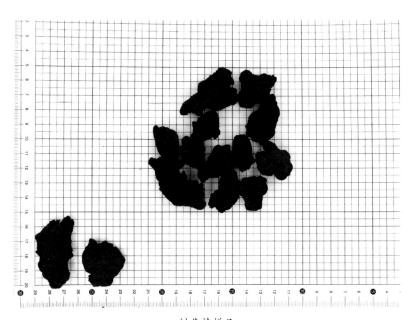

制黄精样品

浙黄精

质量需符合现行《浙江省中药炮制规范》要求。

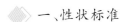 一、性状标准

1.药典标准

无。

2.省炮制规范标准

浙黄精 多为不规则的厚片或短段,直径0.5~2.0cm。外表面为滋润黑褐色,微具光泽,具皱纹及隆起的环纹,有时可见圆形多数点状维管束的茎痕。切面黑褐色,断面中心处为深褐色或棕褐色。质柔韧。气似焦糖,味甜,嚼之有黏性。

3.饮片规格等级

炮制品名	国标编码	选货	统货
浙黄精	06192910500703603	直径0.6~2.0cm,质油润,有光泽	直径0.5~2.0cm,质柔韧

◆ 二、选货样品

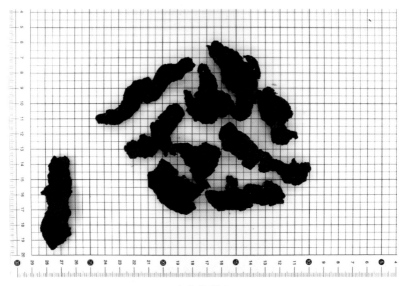

浙黄精样品

银柴胡

质量需符合现行《中华人民共和国药典》及《浙江省中药炮制规范》要求。

一、性状标准

1.药典标准

【药材】 呈类圆柱形,偶有分枝,长 15~40cm,直径 0.5~2.5cm。表面浅棕黄色至浅棕色,有扭曲的纵皱纹和支根痕,多具孔穴状或盘状凹陷,习称"砂眼",从砂眼处折断可见棕色裂隙中有细砂散出。根头部略膨大,有密集的呈疣状突起的芽苞、茎或根茎的残基,习称"珍珠盘"。质硬而脆,易折断,断面不平坦,较疏松,有裂隙,皮部甚薄,木部有黄、白色相间的放射状纹理。气微,味甘。

栽培品 有分枝,下部多扭曲,直径 0.6~1.2cm。表面浅棕黄色或浅黄棕色,纵皱纹细腻明显,细支根痕多呈点状凹陷。几无砂眼。根头部有多数疣状突起。折断面质地较紧密,几无裂隙,略显粉性,木部放射状纹理不甚明显。味微甜。

【饮片】 银柴胡 厚片。

2.省炮制规范标准

银柴胡 为类圆形的厚片,直径 0.5~2.5cm。表面淡黄色至淡棕色,有纵皱纹,有的可见多数疣状突起的茎痕(珍珠盘)。切面皮部薄,木部具黄、白色相间的放射状纹理,有裂隙,导管孔明显。质硬而脆,较疏松。气微,味微甜。

栽培品 切面几无裂隙,木部放射状纹理不甚明显。质地较紧密。

3.饮片规格等级

炮制品名	国标编码	选货	统货
银柴胡	06153110100103006	大小均一。无根头	根头占比≤15%

银柴胡饮片规格等级

二、选货样品

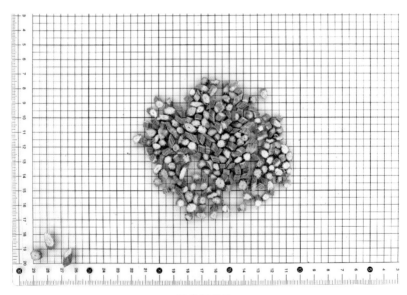

银柴胡样品

猫爪草

质量需符合现行《中华人民共和国药典》要求。

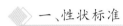 一、性状标准

1.药典标准

【药材】 由数个至数十个纺锤形的块根簇生,形似猫爪,长3~10mm,直径2~3mm,顶端有黄褐色残茎或茎痕。表面黄褐色或灰黄色,久存色泽变深,微有纵皱纹,并有点状须根痕和残留须根。质坚实,断面类白色或黄白色,空心或实心,粉性。气微,味微甘。

【饮片】 猫爪草 同药材。

2.省炮制规范标准

无。

3.饮片规格等级

炮制品名	国标编码	选货	统货
猫爪草	06153710400600009	长6~10mm	长3~10mm

二、选货样品

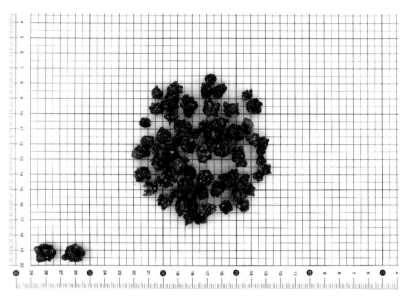

猫爪草样品

续　断

质量需符合现行《中华人民共和国药典》及《浙江省中药炮制规范》要求。

◆ 一、性状标准

1.药典标准

【药材】　呈圆柱形,略扁,有的微弯曲,长5~15cm,直径0.5~2.0cm。表面灰褐色或黄褐色,有稍扭曲或明显扭曲的纵皱及沟纹,可见横列的皮孔样斑痕和少数须根痕。质软,久置后变硬,易折断,断面不平坦,皮部墨绿色或棕色,外缘褐色或淡褐色,木部黄褐色,导管束呈放射状排列。气微香,味苦、微甜而后涩。

【饮片】　续断片　呈类圆形或椭圆形的厚片。外表皮灰褐色至黄褐色,有纵皱。切面皮部墨绿色或棕褐色,木部灰黄色或黄褐色,可见放射状排列的导管束纹,形成层部位多有深色环。气微,味苦、微甜而涩。

盐续断　形如续断片,表面黑褐色,味微咸。

2.省炮制规范标准

续断炭　为类圆形的厚片,直径0.5~1.5cm。焦黑色。表面有粗纵皱纹。切面部分可见木部外侧的放射状纹理、形成层环。质松脆,内部棕褐色。略具焦气。

3.饮片规格等级

炮制品名	国标编码	选货	统货
续断片	06173910100103006	直径 0.6~2.0cm,其中 0.8cm以上的片占比≥60%,切面皮部墨绿色,质密实	直径 0.5~2.0cm
盐续断	06173910100103334	直径 0.6~2.0cm,其中 0.8cm以上的片占比≥60%,质密实	直径 0.5~2.0cm
续断炭	06173910100103419	直径 0.6~1.5cm,其中 0.8cm以上的片占比≥60%	直径 0.5~1.5cm

（表头：续断饮片规格等级）

二、选货样品

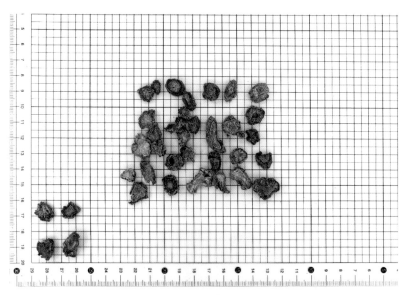

续断片样品

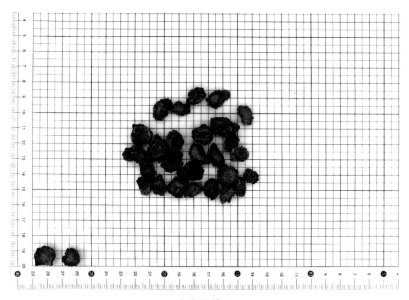

盐续断样品

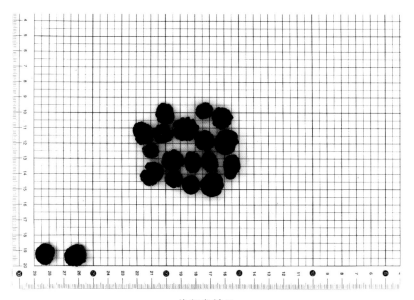

续断炭样品

绵萆薢

质量需符合现行《中华人民共和国药典》及《浙江省中药炮制规范》要求。

一、性状标准

1.药典标准

【药材】 为不规则的斜切片,边缘不整齐,大小不一,厚2~5mm。外皮黄棕色至黄褐色,有稀疏的须根残基,呈圆锥状突起。质疏松,略呈海绵状,切面灰白色至浅灰棕色,黄棕色点状维管束散在。气微,味微苦。

2.省炮制规范标准

绵萆薢 呈丝条状。切面灰白色至浅灰棕色,较粗糙,略显海绵状,维管束黄棕色,点状。质疏松。气微,味微苦。

3.饮片规格等级

绵萆薢饮片规格等级			
炮制品名	国标编码	选货	统货
绵萆薢	06193210500403008	无边片,无黑片	边片、黑片占比≤10%

◈ 二、选货样品

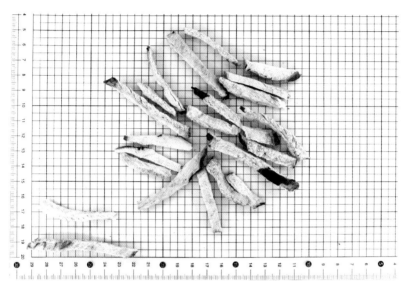

绵萆薢样品

葛　根

质量需符合现行《中华人民共和国药典》及《浙江省中药炮制规范》要求。

◆ 一、性状标准

1.药典标准

【药材】　呈纵切的长方形厚片或小方块，长 5~35cm，厚 0.5~1.0cm。外皮淡棕色至棕色，有纵皱纹，粗糙。切面黄白色至淡黄棕色，有的纹理明显。质韧，纤维性强。气微，味微甜。

【饮片】　葛根　呈不规则的厚片、粗丝或边长 0.5~1.2cm 的方块。切面浅黄棕色至棕黄色。质韧，纤维性强。气微，味微甜。

2.省炮制规范标准

炒葛根　为长条形或不规则形的厚片、粗丝或边长 0.5~1.2cm 的小方块，表面黄色，微具焦斑。切面具纹理，纤维性，横切片的切面具由纤维和导管组成的同心性环纹，纵切片的切面具多数纤维质的纵纹。质硬。略有焦香气，味微苦。

3.饮片规格等级

	葛根饮片规格等级		
炮制品名	国标编码	选货	统货
葛根	06156310100803006	0.8~1.0cm 小方块。黑丁占比≤10%,边片占比≤10%	黑丁占比≤20%,边片占比≤30%
炒葛根	06156310100803112	0.8~1.0cm 小方块。黑丁占比≤10%,边片占比≤10%	黑丁占比≤20%,边片占比≤30%

◆ 二、选货样品

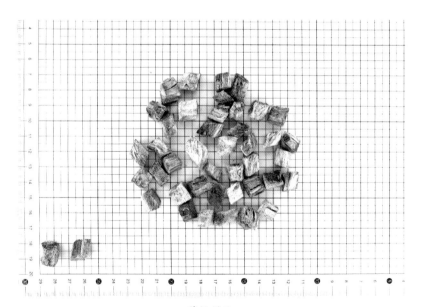

葛根样品

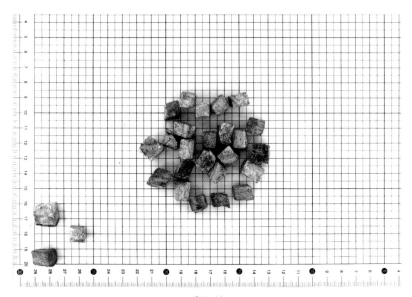

炒葛根样品

落新妇

质量需符合现行《浙江省中药炮制规范》要求。

 一、性状标准

1.药典标准

无。

2.省炮制规范标准

落新妇　呈不规则厚片,直径0.5~1.0cm,表面棕褐色或黑褐色,凹凸不平,可见须根痕,有时可见褐色鳞片,残留茎基生有棕黄色长茸毛。质硬,切面皮部棕褐色,木部红棕色,周边呈放射状。气微,味苦、涩。

大落新妇　直径1~2cm,残留茎基有褐色膜质鳞片,质脆,断面红棕色。气微,味苦。

3.饮片规格等级

落新妇饮片规格等级			
炮制品名	国标编码	选货	统货
落新妇	06155610500203002	直径0.8~2.0cm,大小均一。无空洞,无枯黑片	直径0.5~2.0cm

◆ 二、选货样品

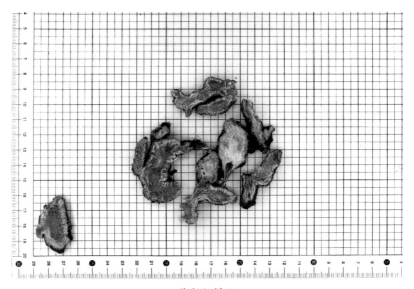

落新妇样品

紫　草

质量需符合现行《中华人民共和国药典》及《浙江省中药炮制规范》要求。

一、性状标准

1. 药典标准

【药材】　新疆紫草（软紫草）　呈不规则的长圆柱形,多扭曲,长7~20cm,直径1.0~2.5cm。表面紫红色或紫褐色,皮部疏松,呈条形片状,常10余层重叠,易剥落。顶端有的可见分歧的茎残基。体轻,质松软,易折断,断面不整齐,木部较小,黄白色或黄色。气特异,味微苦、涩。

内蒙紫草　呈圆锥形或圆柱形,扭曲,长6~20cm,直径0.5~4.0cm。根头部略粗大,顶端有残茎1或多个,被短硬毛。表面紫红色或暗紫色,皮部略薄,常数层相叠,易剥离。质硬而脆,易折断,断面较整齐,皮部紫红色,木部较小,黄白色。气特异,味涩。

【饮片】　紫草

新疆紫草切片　为不规则的圆柱形切片或条形片状,直径1.0~2.5cm。紫红色或紫褐色。皮部深紫色。圆柱形切片,木部较小,黄白色或黄色。

内蒙紫草切片　为不规则的圆柱形切片或条形片状,有的可见短硬毛,直径0.5~4.0cm,质硬而脆。紫红色或紫褐色。皮部深紫色。圆柱形切片,木部较小,黄白色或黄色。

2.省炮制规范标准

紫草

软紫草 不规则的段,直径1.0~2.5cm;脱落的皮部呈片状。表面紫红色、紫褐色至黑紫色,外皮易脱落。切面皮部厚,易层片状剥落,木部小,黄白色或黄色。体轻,质松软。气特异,味微苦、涩。

内蒙紫草 厚片或条形片状,有的表面被短硬毛。切面皮部稍厚,木部具放射状纹理,导管孔明显。质硬而脆。

3.饮片规格等级

紫草饮片规格等级			
炮制品名	国标编码	选货	统货
紫草	06172010100102007	色紫红,质松软。无毛头,无杂质碎屑	杂质碎屑占比≤3%

二、选货样品

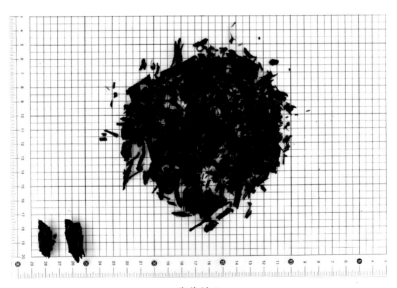

紫草样品

温山药

质量需符合现行《浙江省中药炮制规范》要求。

 一、性状标准

1.药典标准

无。

2.省炮制规范标准

温山药　为类圆形的厚片,直径1.5~6.0cm。切面类白色,粉性,致密或具蠕虫状裂隙,有多数小亮点,维管束散生,筋脉点状,白色至淡棕色。质坚脆。气微,味淡或微酸,嚼之发黏。

3.饮片规格等级

炮制品名	国标编码	选货	统货
温山药	06193210500703009	直径3~6cm。碎屑率≤5%,无黑片	直径1.5~6.0cm。碎屑率≤25%

◆ 二、选货样品

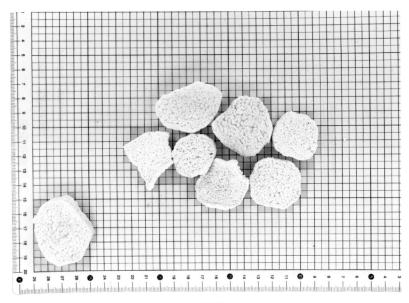

温山药样品

漏　芦

质量需符合现行《中华人民共和国药典》要求。

一、性状标准

1. 药典标准

【药材】　呈圆锥形或扁片块状,多扭曲,长短不一,直径 1.0~
2.5cm。表面暗棕色、灰褐色或黑褐色,粗糙,具纵沟及菱形的网状
裂隙。外层易剥落,根头部膨大,有残茎和鳞片状叶基,顶端有灰白
色茸毛。体轻,质脆,易折断,断面不整齐,灰黄色,有裂隙,中心有
的呈星状裂隙,灰黑色或棕黑色。气特异,味微苦。

【饮片】　漏芦　呈类圆形或不规则的厚片。外表皮暗棕色至
黑褐色,粗糙,有网状裂纹。切面黄白色至灰黄色,有放射状裂隙。
气特异,味微苦。

2. 省炮制规范标准

无。

3. 饮片规格等级

炮制品名	国标编码	选货	统货
漏芦	06174410100503008	直径 1.2~2.5cm,大小均一。根头占比<10%	直径 1.0~2.5cm。根头占比<20%

二、选货样品

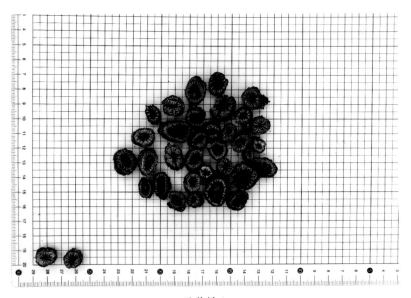

漏芦样品

熟地黄

质量需符合现行《中华人民共和国药典》及《浙江省中药炮制规范》要求。

一、性状标准

1.药典标准

【药材】 **生地黄** 多呈不规则的团块状或长圆形,中间膨大,两端稍细,有的细小,长条状,稍扁而扭曲,长6~12cm,直径2~6cm。表面棕黑色或棕灰色,极皱缩,具不规则的横曲纹。体重,质较软而韧,不易折断,断面棕黄色至黑色或乌黑色,有光泽,具黏性。气微,味微甜。

【饮片】 **熟地黄** 为不规则的块片、碎块,大小、厚薄不一。表面乌黑色,有光泽,黏性大。质柔软而带韧性,不易折断,断面乌黑色,有光泽。气微,味甜。

2.省炮制规范标准

熟地黄炭 质较松脆,内部深褐色。略具焦气,味微苦。

3.饮片规格等级

熟地黄饮片规格等级			
炮制品名	国标编码	选货	统货
熟地黄	06172410400103610	直径2cm以上者占比≥60%,质柔韧	直径2cm以上者占比≥30%
熟地黄炭	06172410400103948	直径2cm以上者占比≥60%	直径2cm以上者占比≥30%

◆ **二、选货样品**

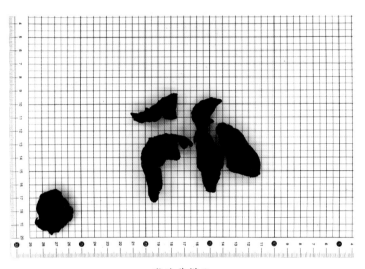

熟地黄样品

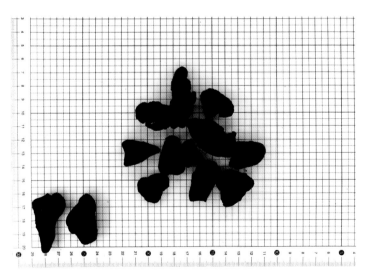

熟地黄炭样品

薤　白

质量需符合现行《中华人民共和国药典》要求。

 一、性状标准

1. 药典标准

【药材】　小根蒜　呈不规则卵圆形,高 0.5~1.5cm,直径 0.5~1.8cm。表面黄白色或淡黄棕色,皱缩,半透明,有类白色膜质鳞片包被,底部有突起的鳞茎盘。质硬,角质样。有蒜臭,味微辣。

薤　呈略扁的长卵形,高 1~3cm,直径 0.3~1.2cm。表面淡黄棕色或棕褐色,具浅纵皱纹。质较软,断面可见鳞叶 2~3 层。嚼之粘牙。

【饮片】　薤白　同药材。

2. 省炮制规范标准

无。

3. 饮片规格等级

薤白饮片规格等级			
炮制品名	国标编码	选货	统货
薤白	06192910700800003	大小均一,蒜臭味明显。无杂质	含杂率<3%

◆◆ 二、选货样品

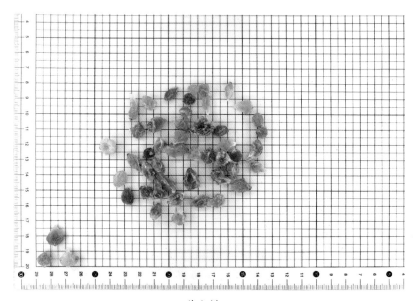

薤白样品

藤梨根

质量需符合现行《浙江省中药炮制规范》要求。

 一、性状标准

1.药典标准

无。

2.省炮制规范标准

藤梨根　为不规则形的厚片,大小不一。根表面棕褐色或灰棕色,具纵裂纹;切面皮部棕褐色,可见浅色颗粒状的石细胞群及白色结晶状物,木部淡棕色,有多数导管孔。地下茎有节片状的髓。质坚硬。气微,味淡、微涩。

3.饮片规格等级

藤梨根饮片规格等级			
炮制品名	国标编码	选货	统货
藤梨根	06160410100203004	直径≥2cm,大小均一。无杂质	含杂率≤3%

◆ 二、选货样品

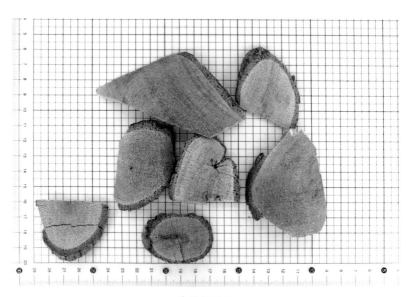

藤梨根样品

果实及种子类

大　枣

质量需符合现行《中华人民共和国药典》要求。

 一、性状标准

1.药典标准

【药材】　呈椭圆形或球形,长 2.0~3.5cm,直径 1.5~2.5cm。表面暗红色,略带光泽,有不规则皱纹。基部凹陷,有短果梗。外果皮薄,中果皮棕黄色或淡褐色,肉质,柔软,富糖性而油润。果核纺锤形,两端锐尖,质坚硬。气微香,味甜。

【饮片】　大枣　同药材。

2.省炮制规范标准

无。

3.饮片规格等级

炮制品名	国标编码	选货	统货
大枣	06159640200100000	大小均一,肉质肥厚,味甜。无破皮	直径 1.5~2.5cm

大枣饮片规格等级

◆ 二、选货样品

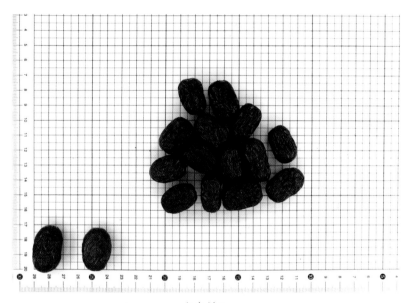

大枣样品

山茱萸

质量需符合现行《中华人民共和国药典》及《浙江省中药炮制规范》要求。

◆ **一、性状标准**

1. 药典标准

【药材】 呈不规则的片状或囊状,长 1.0~1.5cm,宽 0.5~1.0cm。表面紫红色至紫黑色,皱缩,有光泽。顶端有的有圆形宿萼痕,基部有果梗痕。质柔软。气微,味酸、涩、微苦。

2. 省炮制规范标准

蒸萸肉 呈不规则的片状或囊状,长 1.0~1.5cm,宽 0.5~1.0cm。表面紫黑色,皱缩,有光泽。顶端有圆形萼痕,基部有果梗痕。质滋润,柔软。气微,味酸、涩、微苦。

3. 饮片规格等级

山茱萸饮片规格等级			
炮制品名	国标编码	选货	统货
蒸萸肉	06164440400100600	质柔韧。果柄占比≤1%,无核,无杂质	质滋润,柔软。含杂率≤3%

◇◇◇ 二、选货样品

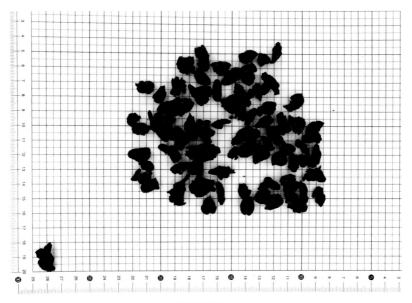

蒸萸肉样品

山　楂

质量需符合现行《中华人民共和国药典》及《浙江省中药炮制规范》要求。

一、性状标准

1.药典标准

【药材】　为圆形的片,皱缩不平,直径1.0~2.5cm,厚0.2~0.4cm。外皮红色,具皱纹,有灰白色小斑点。果肉深黄色至浅棕色。中部横切片具5粒浅黄色果核,但核多脱落而中空。有的片上可见短而细的果梗或花萼残迹。气微清香,味酸、微甜。

【饮片】　**净山楂**　无杂质及脱落的核。

炒山楂　形如山楂片,果肉黄褐色,偶见焦斑。气清香,味酸、微甜。

焦山楂　形如山楂片,表面焦褐色,内部黄褐色。有焦香气。

2.省炮制规范标准

山楂炭　为圆形的片,皱缩不平,直径1.0~2.5cm,厚0.2~0.4cm。表面焦黑色或焦褐色,具皱纹,内部棕褐色,有的薄片内部呈焦褐色。中部横切片具5粒焦褐色硬骨质的果核,但多已脱落而中空。有的可见短而细的果梗或花萼残痕。质松脆。略具焦气,味苦。

3.饮片规格等级

		山楂饮片规格等级	
炮制品名	国标编码	选货	统货
净山楂	06156140200100008	直径 1.5~2.5cm，皮红肉厚。边片占比≤15%	直径 1.0~2.5cm
炒山楂	06156140200100114	直径 1.5~2.5cm，肉厚。边片占比≤15%	直径 1.0~2.5cm
焦山楂	06156140200100121	直径 1.5~2.5cm，肉厚。边片占比≤15%	直径 1.0~2.5cm
山楂炭	06156140200100411	直径 1.5~2.5cm，肉厚。边片占比≤15%	直径 1.0~2.5cm

二、选货样品

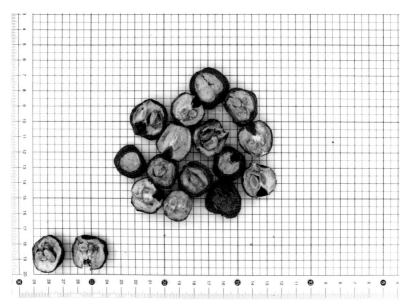

净山楂样品

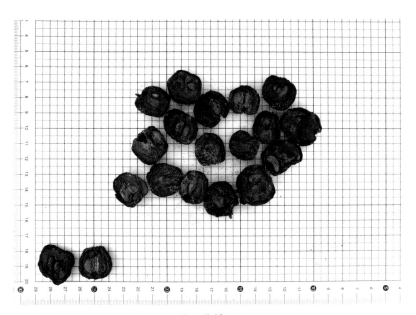

炒山楂样品

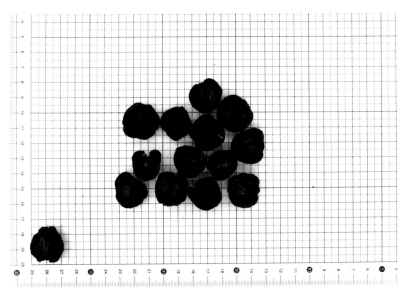

焦山楂样品

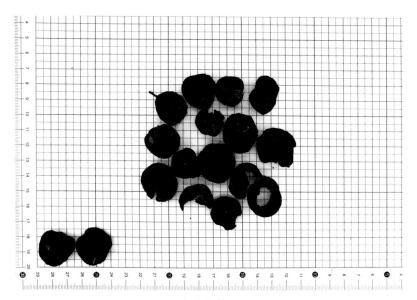

山楂炭样品

女贞子

质量需符合现行《中华人民共和国药典》要求。

一、性状标准

1.药典标准

【药材】 呈卵形、椭圆形或肾形,长 6.0~8.5mm,直径 3.5~5.5mm。表面黑紫色或灰黑色,皱缩不平,基部有果梗痕或具宿萼及短梗。体轻。外果皮薄,中果皮较松软,易剥离;内果皮木质,黄棕色,具纵棱。破开后种子通常为 1 粒,肾形,紫黑色,油性。气微,味甘、微苦涩。

【饮片】 酒女贞子 形如女贞子,表面黑褐色或灰黑色,常附有白色粉霜。微有酒香气。

2.省炮制规范标准

无。

3.饮片规格等级

	女贞子饮片规格等级		
炮制品名	国标编码	选货	统货
酒女贞子	06171240200100615	饱满、完整。无杂质	偶有破皮。含杂率≤3%

◆ 二、选货样品

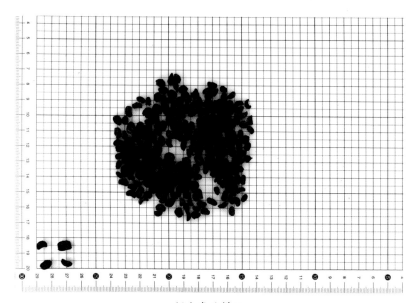

酒女贞子样品

王不留行

质量需符合现行《中华人民共和国药典》及《浙江省中药炮制规范》要求。

一、性状标准

1.药典标准

【药材】 呈球形,直径约2mm。表面黑色,少数红棕色,略有光泽,有细密颗粒状突起,一侧有一凹陷的纵沟。质硬。胚乳白色,胚弯曲成环,子叶2。气微,味微涩、苦。

【饮片】 炒王不留行 呈类球形爆花状,表面白色,质松脆。

2.省炮制规范标准

炒王不留行 呈类球形爆花状,表面白色,质松脆。

3.饮片规格等级

王不留行饮片规格等级			
炮制品名	国标编码	选货	统货
炒王不留行	06153140600100113	爆花率≥95%,无焦花	爆花率≥85%

◆ 二、选货样品

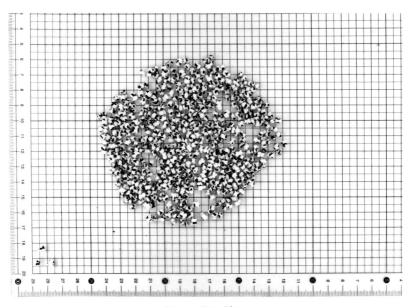

炒王不留行样品

木　瓜

质量需符合现行《中华人民共和国药典》要求。

一、性状标准

1.药典标准

【药材】　长圆形;多纵剖成两半,长 4~9cm,宽 2~5cm,厚 1.0~2.5cm。外表面紫红色或红棕色,有不规则的深皱纹;剖面边缘向内卷曲,果肉红棕色,中心部分凹陷,棕黄色;种子扁长三角形,多脱落。质坚硬。气微清香,味酸。

【饮片】　木瓜　呈类月牙形薄片。外表紫红色或棕红色,有不规则的深皱纹。切面棕红色。气微清香,味酸。

2.省炮制规范标准

无。

3.饮片规格等级

炮制品名	国标编码	选货	统货
木瓜	06156140200302006	果肉厚≥0.6cm,色泽均一	果肉厚≥0.5cm

◆ 二、选货样品

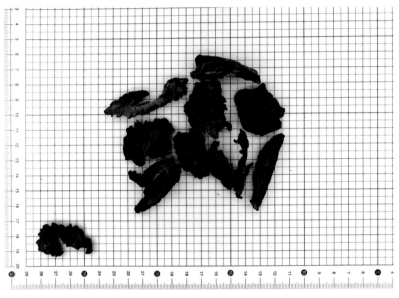

木瓜样品

五味子

质量需符合现行《中华人民共和国药典》及《浙江省中药炮制规范》要求。

一、性状标准

1.药典标准

【药材】 呈不规则的球形或扁球形,直径5~8mm。表面红色、紫红色或暗红色,皱缩,显油润;有的表面呈黑红色或出现"白霜"。果肉柔软。种子1~2枚,肾形,表面棕黄色,有光泽,种皮薄而脆。果肉气微,味酸;种子破碎后,有香气,味辛、微苦。

2.省炮制规范标准

蒸五味子 呈不规则的球形或扁球形,直径5~8mm。表面黑色或黑红色,皱缩,显油润。果肉柔软。种子1~2枚,肾形,表面棕黄色,平滑,有光泽,种皮薄而脆,种仁富油性。气微,果肉味酸,种子味辛、微苦。

3.饮片规格等级

五味子饮片规格等级			
炮制品名	国标编码	选货	统货
蒸五味子	06154140200200700	直径6~8mm,表面黑色,果肉厚实,显油性。干瘪率≤2%,果梗占比≤2%	直径5~8mm。干瘪率≤20%

二、选货样品

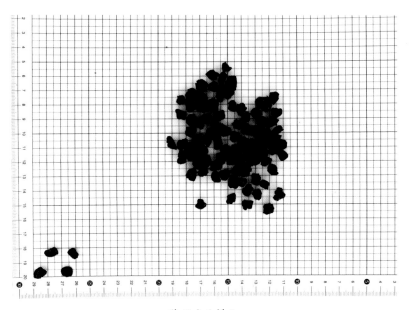

蒸五味子样品

车前子

质量需符合现行《中华人民共和国药典》及《浙江省中药炮制规范》要求。

一、性状标准

1. 药典标准

【药材】 呈椭圆形、不规则长圆形或三角状长圆形,略扁,长约2mm,宽约1mm。表面黄棕色至黑褐色,有细皱纹,一面有灰白色凹点状种脐。质硬。气微,味淡。

2. 省炮制规范标准

炒车前子

车前 呈椭圆形、不规则长圆形或三角状长圆形,长1.7~2.7mm,宽1.0~1.2mm,厚0.7~0.9mm。种皮微鼓起,表面黑褐色,背面略隆起,具颗粒状的细纵皱纹,中央有1条不明显或稍明显的淡黄色带,腹面平坦,具略呈辐射状排列的细皱纹。种脐位于腹面中部,椭圆形,浅凹,其上覆有白色膜质的附属物。质硬,搓之易脱皮。微有焦香气,味淡。

平车前 多为椭圆形,长0.8~1.5mm,宽0.5~0.8mm,厚0.3~0.5mm。

3.饮片规格等级

	车前子饮片规格等级		
炮制品名	国标编码	选货	统货
炒车前子	0617344060010018	颗粒饱满。含杂率≤1%	含杂率≤3%

二、选货样品

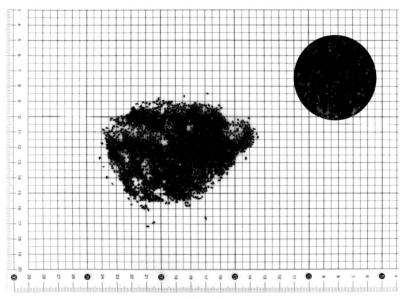

炒车前子样品

牛蒡子

质量需符合现行《中华人民共和国药典》要求。

一、性状标准

1.药典标准

【药材】 呈长倒卵形,略扁,微弯曲,长5~7mm,宽2~3mm。表面灰褐色,带紫黑色斑点,有数条纵棱,通常中间1~2条较明显。顶端钝圆,稍宽,顶面有圆环,中间具点状花柱残迹;基部略窄,着生面色较淡。果皮较硬,子叶2,淡黄白色,富油性。气微,味苦后微辛而稍麻舌。

【饮片】 炒牛蒡子 色泽加深,略鼓起。微有香气。

2.省炮制规范标准

无。

3.饮片规格等级

牛蒡子饮片规格等级			
炮制品名	国标编码	选货	统货
炒牛蒡子	06174440200200118	颗粒饱满。无杂质	干瘪率≤5%。含杂率<3%

◆ 二、选货样品

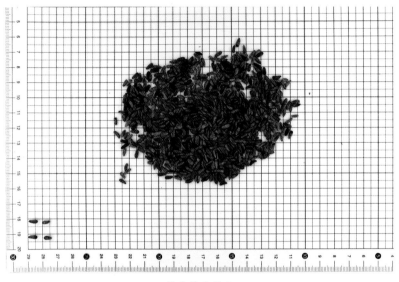

炒牛蒡子样品

火麻仁

质量需符合现行《中华人民共和国药典》及《浙江省中药炮制规范》要求。

一、性状标准

1.药典标准

【药材】 呈卵圆形,长4.0~5.5mm,直径2.5~4.0mm。表面灰绿色或灰黄色,有微细的白色或棕色网纹,两边有棱,顶端略尖,基部有一圆形果梗痕。果皮薄而脆,易破碎。种皮绿色,子叶2,乳白色,富油性。气微,味淡。

【饮片】 火麻仁 无果皮。

2.省炮制规范标准

火麻仁 呈卵圆形,长4.0~5.5mm,直径2.5~4.0mm。表面灰绿色或灰黄色,有微细的白色或棕色网纹。两边有棱,顶端略尖,基部有一圆形果柄痕。果皮薄而脆,易破碎。种皮绿色,子叶2,乳白色,富油性。气微,味淡。

3.饮片规格等级

火麻仁饮片规格等级			
炮制品名	国标编码	选货	统货
火麻仁	06151240200300004	颗粒饱满,直径3~4mm	直径2.5~4.0mm

◆ 二、选货样品

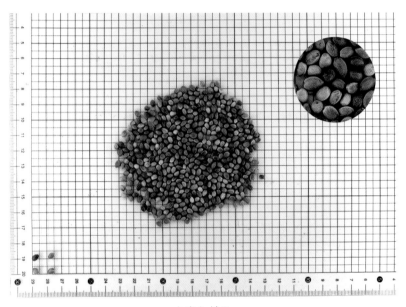

火麻仁样品

白扁豆

质量需符合现行《中华人民共和国药典》要求。

 一、性状标准

1.药典标准

【药材】 呈扁椭圆形或扁卵圆形，长8~13mm，宽6~9mm，厚约7mm。表面淡黄白色或淡黄色，平滑，略有光泽，一侧边缘有隆起的白色眉状种阜。质坚硬。种皮薄而脆，子叶2，肥厚，黄白色。气微，味淡，嚼之有豆腥气。

【饮片】 白扁豆 同药材。

炒白扁豆 微黄色具焦斑。

2.省炮制规范标准

无。

3.饮片规格等级

白扁豆饮片规格等级			
炮制品名	国标编码	选货	统货
白扁豆	0615634060040009	粒大饱满。无破粒	破粒率≤10%
炒白扁豆	0615634060040115	粒大饱满。无破粒	破粒率≤10%

◆ 二、选货样品

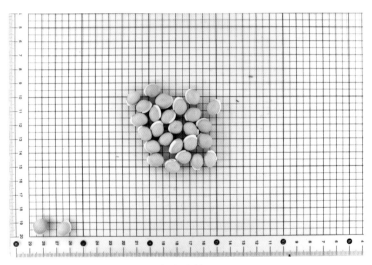

白扁豆样品

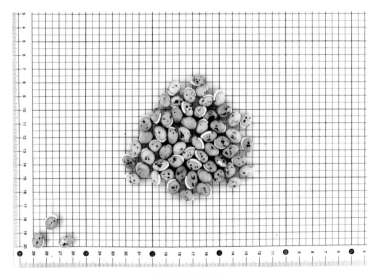

炒白扁豆样品

瓜蒌子

质量需符合现行《中华人民共和国药典》要求。

一、性状标准

1.药典标准

【药材】 栝楼 呈扁平椭圆形,长 12~15mm,宽 6~10mm,厚约3.5mm。表面浅棕色至棕褐色,平滑,沿边缘有1圈沟纹。顶端较尖,有种脐,基部钝圆或较狭。种皮坚硬;内种皮膜质,灰绿色,子叶2,黄白色,富油性。气微,味淡。

双边栝楼 较大而扁,长 15~19mm,宽 8~10mm,厚约 2.5mm。表面棕褐色,沟纹明显而环边较宽。顶端平截。

【饮片】 瓜蒌子 同药材。

炒瓜蒌子 呈扁平椭圆形,长 12~15mm,宽 6~10mm,厚约3.5mm。表面浅褐色至棕褐色,平滑,偶有焦斑,沿边缘有1圈沟纹,顶端较尖,有种脐,基部钝圆或较狭。种皮坚硬;内种皮膜质,灰绿色,子叶2,黄白色,富油性。气略焦香,味淡。

2.省炮制规范标准

无。

3.饮片规格等级

瓜蒌子饮片规格等级				
炮制品名	国标编码	选货	统货
瓜蒌子	0617404060020000	粒大饱满,无干瘪,大小均一	干瘪率≤5%
炒瓜蒌子	06174040600200116	粒大饱满,无干瘪,大小均一	干瘪率≤5%

◆ 二、选货样品

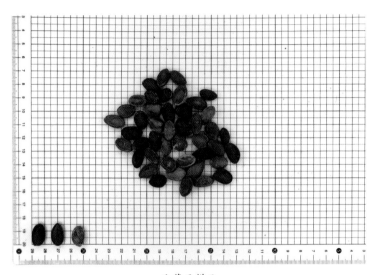

瓜蒌子样品

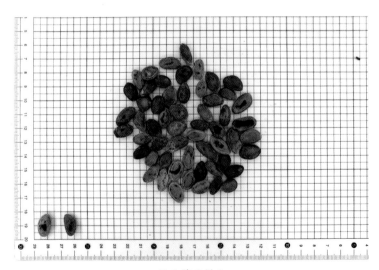

炒瓜蒌子样品

冬瓜子

质量需符合现行《浙江省中药炮制规范》要求。

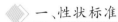
一、性状标准

1.药典标准

无。

2.省炮制规范标准

冬瓜子 呈扁平卵圆形,长 1.0~1.4cm,宽 0.5~0.8cm。表面淡黄白色。种脐端较尖而微凹,种脐位于其凹陷处,另一端钝圆,边缘光滑或两面近边缘处均有一环纹。子叶2,乳白色,有油性。体轻。气微,味微甘。

3.饮片规格等级

冬瓜子饮片规格等级			
炮制品名	国标编码	选货	统货
冬瓜子	0617404060040004	饱满,大小均一	干瘪率≤5%

◆ 二、选货样品

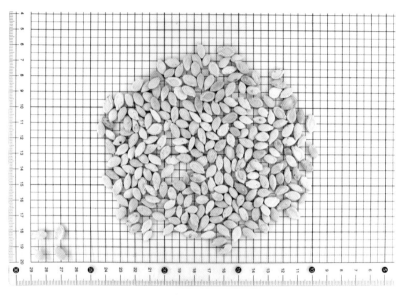

冬瓜子样品

丝瓜络

质量需符合现行《中华人民共和国药典》及《浙江省中药炮制规范》要求。

一、性状标准

1.药典标准

【药材】 为丝状维管束交织而成,多呈长棱形或长圆筒形,略弯曲,长 30~70cm,直径 7~10cm。表面黄白色。体轻,质韧,有弹性,不能折断。横切面可见子房3室,呈空洞状。气微,味淡。

【饮片】 丝瓜络 同药材。

2.省炮制规范标准

丝瓜络 为长 1~5cm 的段块,全体黄白色,维管束交织呈网状。切面3室,呈洞状。质韧,有弹性。气微,味淡。

3.饮片规格等级

炮制品名	国标编码	选货	统货
丝瓜络	06174040400104003	长 3~5cm,色泽均一	长 1~5cm

◆ 二、选货样品

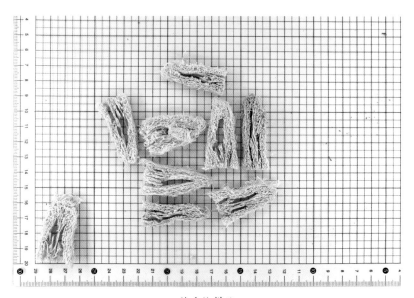

丝瓜络样品

地肤子

质量需符合现行《中华人民共和国药典》要求。

一、性状标准

1.药典标准

【药材】 呈扁球状五角星形,直径1~3mm。外被宿存花被,表面灰绿色或浅棕色,周围具膜质小翅5枚,背面中心有微突起的点状果梗痕及放射状脉纹5~10条;剥离花被,可见膜质果皮,半透明。种子扁卵形,长约1mm,黑色。气微,味微苦。

【饮片】 地肤子 同药材。

2.省炮制规范标准

无。

3.饮片规格等级

地肤子饮片规格等级			
炮制品名	国标编码	选货	统货
地肤子	06152440200100003	扁球状五角星形者占比≥60%。无灰屑杂质	含杂率<3%

◆ 二、选货样品

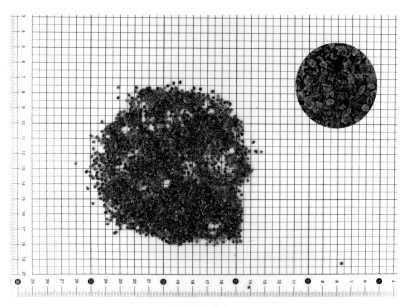

地肤子样品

肉豆蔻

质量需符合现行《中华人民共和国药典》及《浙江省中药炮制规范》要求。

一、性状标准

1.药典标准

【药材】 呈卵圆形或椭圆形,长 2~3cm,直径 1.5~2.5cm。表面灰棕色或灰黄色,有时外被白粉(石灰粉末)。全体有浅色纵行沟纹和不规则网状沟纹。种脐位于宽端,呈浅色圆形突起,合点呈暗凹陷。种脊呈纵沟状,连接两端。质坚,断面显棕黄色相杂的大理石花纹,宽端可见干燥皱缩的胚,富油性。气香浓烈,味辛。

2.省炮制规范标准

蜜麸肉豆蔻 为卵圆形或椭圆形的片。表面红棕色或棕色,粗糙,有沟纹。切面具大理石样纹理。质硬而脆。气香,味辛。

3.饮片规格等级

肉豆蔻饮片规格等级			
炮制品名	国标编码	选货	统货
蜜麸肉豆蔻	06154440500100213	直径 2cm 以上的片占比≥60%	直径 1.5~2.5cm

◆ 二、选货样品

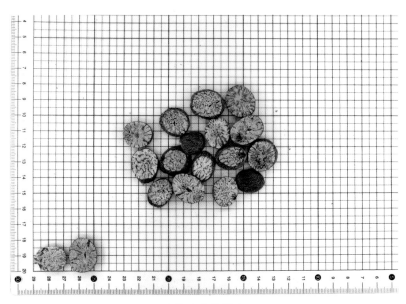

蜜麸肉豆蔻样品

决明子

质量需符合现行《中华人民共和国药典》要求。

 一、性状标准

1.药典标准

【药材】 决明 略呈菱方形或短圆柱形,两端平行倾斜,长3~7mm,宽2~4mm。表面绿棕色或暗棕色,平滑有光泽。一端较平坦,另一端斜尖,背腹面各有1条突起的棱线,棱线两侧各有1条斜向对称而色较浅的线形凹纹。质坚硬,不易破碎。种皮薄,子叶2,黄色,呈"S"形折曲并重叠。气微,味微苦。

小决明 呈短圆柱形,较小,长3~5mm,宽2~3mm。表面棱线两侧各有1片宽广的浅黄棕色带。

【饮片】 决明子 同药材。

2.省炮制规范标准

无。

3.饮片规格等级

决明子饮片规格等级			
炮制品名	国标编码	选货	统货
决明子	06156340600500006	颗粒饱满。含杂率≤1%	含杂率≤3%

二、选货样品

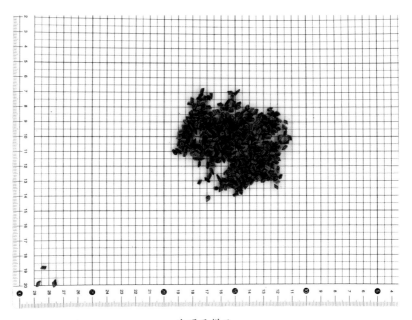

决明子样品

红　曲

质量需符合现行《浙江省中药炮制规范》要求。

一、性状标准

1.药典标准
无。

2.省炮制规范标准

红曲　完整者呈长椭圆形,一端较尖,另一端钝圆,长 5~8mm,宽约 2mm;碎裂者呈不规则的颗粒,状如碎米。表面紫红色或暗红色,断面粉红色。质酥脆。气微,味淡或微苦、微酸。

3.饮片规格等级

	红曲饮片规格等级		
炮制品名	国标编码	选货	统货
红曲	06400810100100009	表面紫红色,断面粉红色,无白心,气香、无异味	表面紫红色或暗红色

二、选货样品

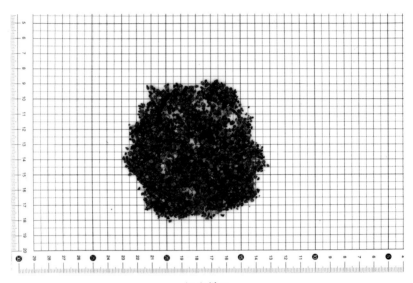

红曲样品

麦　芽

质量需符合现行《中华人民共和国药典》要求。

 一、性状标准

1.药典标准

【药材】　呈梭形，长8~12mm，直径3~4mm。表面淡黄色，背面为外稃包围，具5脉；腹面为内稃包围。除去内外稃后，腹面有1条纵沟；基部胚根处生出幼芽和须根，幼芽长披针状条形，长约5mm。须根数条，纤细而弯曲。质硬，断面白色，粉性。气微，味微甘。

【饮片】　麦芽　同药材。

炒麦芽　形如麦芽，表面棕黄色，偶有焦斑。有香气，味微苦。

2.省炮制规范标准

无。

3.饮片规格等级

炮制品名	国标编码	选货	统货
麦芽	06191290800200868	色泽均一。出芽率≥88%，胚芽露出稃外者占比≤20%。无杂质	出芽率≥85%。含杂率<3%
炒麦芽	06191290800200110	色泽均一。出芽率≥88%，胚芽露出稃外者占比≤20%。无杂质	出芽率≥85%。含杂率<3%

◆ 二、选货样品

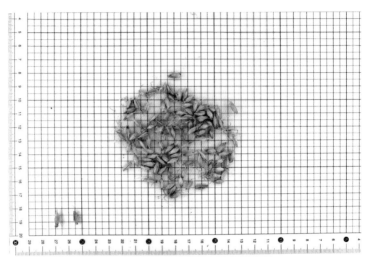

麦芽样品

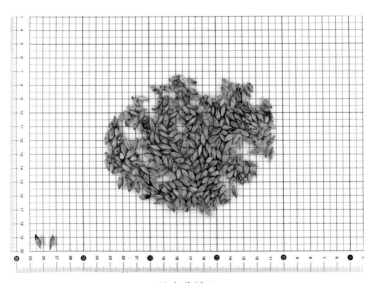

炒麦芽样品

赤小豆

质量需符合现行《中华人民共和国药典》要求。

 一、性状标准

1.药典标准

【药材】 赤小豆 呈长圆形而稍扁,长5~8mm,直径3~5mm。表面紫红色,无光泽或微有光泽;一侧有线形突起的种脐,偏向一端,白色,约为全长的2/3,中间凹陷成纵沟;另一侧有1条不明显的棱脊。质硬,不易破碎。子叶2,乳白色。气微,味微甘。

赤豆 呈短圆柱形,两端较平截或钝圆,直径4~6mm。表面暗棕红色,有光泽,种脐不突起。

【饮片】 赤小豆 表面紫红色,无光泽或微有光泽;质硬,不易破碎。

2.省炮制规范标准

无。

3.饮片规格等级

炉制品名	国标编码	选货	统货
赤小豆饮片规格等级			
赤小豆	06156340600100008	长圆形,颗粒饱满,表面紫红色。无破粒	破粒率≤5%

二、选货样品

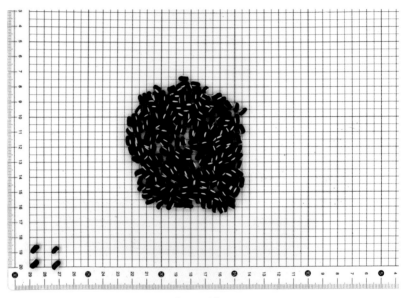

赤小豆样品

花　椒

质量需符合现行《中华人民共和国药典》要求。

 一、性状标准

1. 药典标准

【药材】 **青椒**　多为2~3个上部离生的小蓇葖果,集生于小果梗上,蓇葖果球形,沿腹缝线开裂,直径3~4mm。外表面灰绿色或暗绿色,散有多数油点和细密的网状隆起皱纹;内表面类白色,光滑。内果皮常由基部与外果皮分离。残存种子呈卵形,长3~4mm,直径2~3mm,表面黑色,有光泽。气香,味微甜而辛。

花椒　蓇葖果多单生,直径4~5mm。外表面紫红色或棕红色,散有多数疣状突起的油点,直径0.5~1.0mm,对光观察半透明;内表面淡黄色。香气浓,味麻辣而持久。

【饮片】 **花椒**　同药材。

2. 省炮制规范标准

无。

3. 饮片规格等级

花椒饮片规格等级			
炮制品名	国标编码	选货	统货
花椒	06157040400200005	紫红色。含杂率≤1%	紫红色或棕红色。含杂率≤3%

◆ 二、选货样品

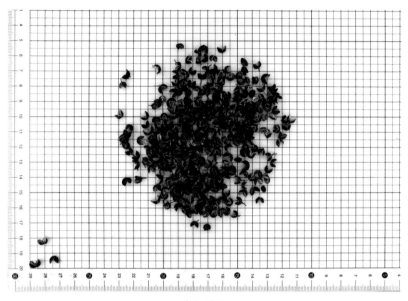

花椒样品

芡 实

质量需符合现行《中华人民共和国药典》及《浙江省中药炮制规范》要求。

一、性状标准

1.药典标准

【药材】 呈类球形,多为破粒,完整者直径5~8mm。表面有棕红色或红褐色内种皮,一端黄白色,约占全体的1/3,有凹点状的种脐痕,除去内种皮显白色。质较硬,断面白色,粉性。气微,味淡。

【饮片】 芡实 同药材。

2.省炮制规范标准

炒芡实 多为破粒,完整者呈类球形,直径5~8mm。表面有棕红色内种皮,微具焦斑,一端黄白色,约占全体的1/3,有凹点状的种脐痕,除去内种皮显白色。质较硬,断面白色或微黄白色,粉性。气微香,味淡。

3.饮片规格等级

芡实饮片规格等级			
炮制品名	国标编码	选货	统货
芡实	06153240500100005	对开粒,直径6~8mm,粉性足	颗粒状
炒芡实	06153240500100111	对开粒,直径6~8mm,粉性足	颗粒状

◆ 二、选货样品

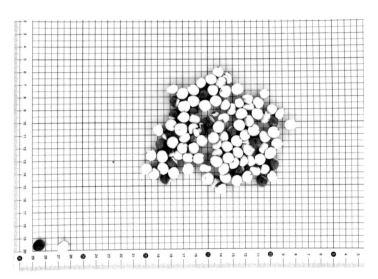

芡实样品

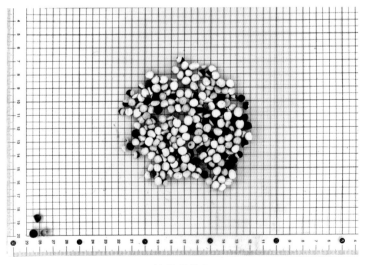

炒芡实样品

豆　蔻

质量需符合现行《中华人民共和国药典》要求。

 一、性状标准

1. 药典标准

【药材】　原豆蔻　呈类球形,直径 1.2~1.8cm。表面黄白色至淡黄棕色,有 3 条较深的纵向槽纹,顶端有突起的柱基,基部有凹下的果柄痕,两端均具浅棕色茸毛。果皮体轻,质脆,易纵向裂开,内分 3 室,每室含种子约 10 粒;种子呈不规则多面体,背面略隆起,直径 3~4mm,表面暗棕色,有皱纹,并被有残留的假种皮。气芳香,味辛凉略似樟脑。

印尼白蔻　个略小。表面黄白色,有的微显紫棕色。果皮较薄,种子瘦瘪。气味较弱。

【饮片】　豆蔻　同药材。

2. 省炮制规范标准

无。

3. 饮片规格等级

豆蔻饮片规格等级			
炮制品名	国标编码	选货	统货
豆蔻	06193540200200004	大小均一,无瘪子及空壳	偶见瘪子及空壳

◆ 二、选货样品

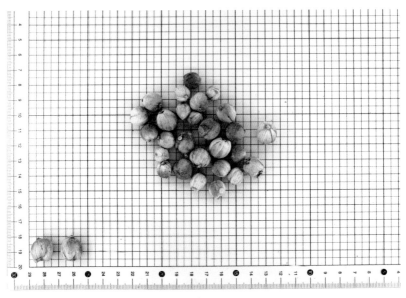

豆蔻样品

连　翘

质量需符合现行《中华人民共和国药典》要求。

一、性状标准

1.药典标准

【药材】　呈长卵形至卵形,稍扁,长 1.5~2.5cm,直径 0.5~1.3cm。表面有不规则的纵皱纹和多数突起的小斑点,两面各有 1 条明显的纵沟。顶端锐尖,基部有果梗或已脱落。青翘多不开裂,表面绿褐色,突起的灰白色小斑点较少;质硬;种子多数,黄绿色,细长,一侧有翅。老翘自顶端开裂或裂成两瓣,表面黄棕色或红棕色,内表面多为浅黄棕色,平滑,具一纵隔;质脆;种子棕色,多已脱落。气微香,味苦。

【饮片】　连翘　同药材。

2.省炮制规范标准

无。

3.饮片规格等级

连翘饮片规格等级			
炮制品名	国标编码	选货	统货
连翘	06171240200200001	长 1.8~2.5cm,大小均一。果梗占比≤3%	长 1.5~2.5cm

二、选货样品

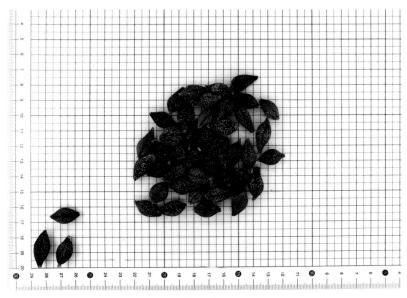

连翘样品

吴茱萸

质量需符合现行《中华人民共和国药典》要求。

 一、性状标准

1.药典标准

【药材】 呈球形或略呈五角状扁球形,直径2~5mm。表面暗黄绿色至褐色,粗糙,有多数点状突起或凹下的油点。顶端有五角星状的裂隙,基部残留被有黄色茸毛的果梗。质硬而脆,横切面可见子房5室,每室有淡黄色种子1粒。气芳香浓郁,味辛辣而苦。

【饮片】 制吴茱萸 形如吴茱萸,表面棕褐色至暗褐色。

2.省炮制规范标准

无。

3.饮片规格等级

炮制品名	国标编码	选货	统货
制吴茱萸	06157040200300370	果实未开裂,大小均一。含杂率≤1%	少量果实开裂。含杂率≤3%

二、选货样品

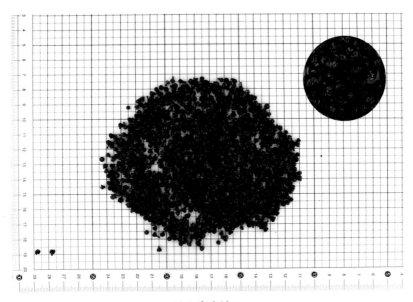

制吴茱萸样品

补骨脂

质量需符合现行《中华人民共和国药典》要求。

 一、性状标准

1. 药典标准

【药材】 呈肾形,略扁,长 3~5mm,宽 2~4mm,厚约 1.5mm。表面黑色、黑褐色或灰褐色,具细微网状皱纹。顶端圆钝,有一小突起,凹侧有果梗痕。质硬。果皮薄,与种子不易分离;种子 1 枚,子叶 2,黄白色,有油性。气香,味辛、微苦。

【饮片】 **盐补骨脂** 形如补骨脂。表面黑色或黑褐色,微鼓起。气微香,味微咸。

2. 省炮制规范标准

无。

3. 饮片规格等级

炮制品名	国标编码	选货	统货
盐补骨脂	06156340200200337	颗粒饱满,大小均一。干瘪率≤3%。无杂质	干瘪率≤10%。含杂率≤3%

◈ 二、选货样品

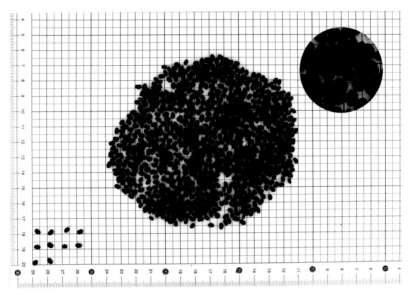

盐补骨脂样品

苦杏仁

质量需符合现行《中华人民共和国药典》要求。

 一、性状标准

1.药典标准

【药材】　呈扁心形,长1.0~1.9cm,宽0.8~1.5cm,厚0.5~0.8cm。表面黄棕色至深棕色,一端尖,另一端钝圆,肥厚,左右不对称,尖端一侧有短线形种脐,圆端合点处向上具多数深棕色的脉纹。种皮薄,子叶2,乳白色,富油性。气微,味苦。

【饮片】　燁苦杏仁　呈扁心形。表面乳白色或黄白色,一端尖,另一端钝圆,肥厚,左右不对称,富油性。有特异性香气,味苦。

2.省炮制规范标准

无。

3.饮片规格等级

苦杏仁饮片规格等级			
炮制品名	国标编码	选货	统货
燁苦杏仁	06156140600100820	种仁饱满、完整,大小均一。无油片	破粒率≤10%

◆ 二、选货样品

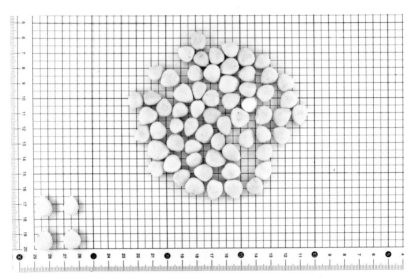

燀苦杏仁样品

郁李仁

质量需符合现行《中华人民共和国药典》要求。

 一、性状标准

1.药典标准

【药材】 **小李仁** 呈卵形,长5~8mm,直径3~5mm。表面黄白色或浅棕色,一端尖,另一端钝圆。尖端一侧有线形种脐,圆端中央有深色合点,自合点处向上具多条纵向维管束脉纹。种皮薄,子叶2,乳白色,富油性。气微,味微苦。

大李仁 长6~10mm,直径5~7mm。表面黄棕色。

【饮片】 **郁李仁** 同药材。

2.省炮制规范标准

无。

3.饮片规格等级

郁李仁饮片规格等级			
炮制品名	国标编码	选货	统货
郁李仁	06156140600200001	种仁饱满,长5~8mm,直径3~5mm,大小均一。破粒率≤3%,无油籽	长5~10mm,直径3~7mm。破粒率≤5%

二、选货样品

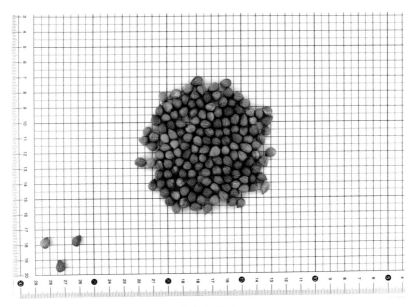

郁李仁样品

金樱子

质量需符合现行《中华人民共和国药典》及《浙江省中药炮制规范》要求。

 一、性状标准

1.药典标准

【药材】 为花托发育而成的假果,呈倒卵形,长2.0~3.5cm,直径1~2cm。表面红黄色或红棕色,有突起的棕色小点,系毛刺脱落后的残基。顶端有盘状花萼残基,中央有黄色柱基,下部渐尖。质硬。切开后,花托壁厚1~2mm,内有多数坚硬的小瘦果,内壁及瘦果均有淡黄色茸毛。气微,味甘、微涩。

2.省炮制规范标准

金樱子 呈倒卵形,长2.2~3.5cm,直径1.0~1.5cm。表面红黄色或红棕色,有多数突起的刺基。顶端有盘状的花萼残基,基部间有残留果梗。花托质硬,切开后,内有多数坚硬的小瘦果,内壁及瘦果均有淡黄色茸毛。纵剖两片者无瘦果及茸毛。气微,味微甜、微涩。

3.饮片规格等级

金樱子饮片规格等级			
炮制品名	国标编码	选货	统货
金樱子	06156140200400009	饱满,大小均一,有光泽。无毛刺,无破碎	偶有毛刺,少量破碎

◆ 二、选货样品

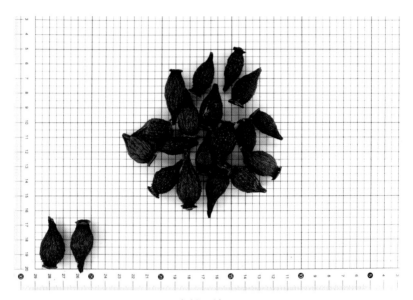

金樱子样品

草　果

质量需符合现行《中华人民共和国药典》要求。

 一、性状标准

1.药典标准

【药材】　呈长椭圆形,具三钝棱,长2~4cm,直径1.0~2.5cm。表面灰棕色至红棕色,具纵沟及棱线,顶端有圆形突起的柱基,基部有果梗或果梗痕。果皮质坚韧,易纵向撕裂。剥去外皮,中间有黄棕色隔膜,将种子团分成3瓣,每瓣有种子多为8~11粒。种子呈圆锥状多面体,直径约5mm;表面红棕色,外被灰白色膜质的假种皮,种脊为一条纵沟,尖端有凹状的种脐;质硬,胚乳灰白色。有特异性香气,味辛、微苦。

【饮片】　草果仁　呈圆锥状多面体,直径约5mm;表面棕色至红棕色,有的可见外被残留灰白色膜质的假种皮。种脊为一条纵沟,尖端有凹状的种脐。胚乳灰白色至黄白色。有特异性香气,味辛、微苦。

2.省炮制规范标准

无。

3.饮片规格等级

草果饮片规格等级			
炮制品名	国标编码	选货	统货
草果仁	06193540200400114	种仁饱满,香气浓郁。干瘪率≤5%	干瘪率≤10%

◆ 二、选货样品

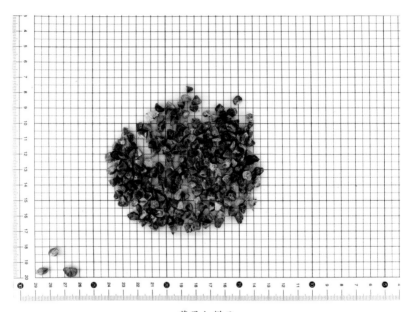

草果仁样品

南五味子

质量需符合现行《中华人民共和国药典》及《浙江省中药炮制规范》要求。

一、性状标准

1.药典标准

【药材】 呈球形或扁球形,直径4~6mm。表面棕红色至暗棕色,干瘪,皱缩,果肉常紧贴于种子上。种子1~2枚,肾形,表面棕黄色,有光泽,种皮薄而脆。果肉气微,味微酸。

2.省炮制规范标准

蒸南五味子 呈不规则的球形或扁球形,直径4~6mm。表面黑色或黑红色,干瘪,极皱缩。果肉常紧贴于种子上。种子1~2枚,肾形,表面棕黄色,粗糙,背部有多数疣状突起,稍有光泽。种皮薄而脆。气微,果肉味微酸,种子味辛,微苦。

3.饮片规格等级

南五味子饮片规格等级			
炮制品名	国标编码	选货	统货
蒸南五味子	06154140200300608	大小均一。无杂质	含杂率≤3%

二、选货样品

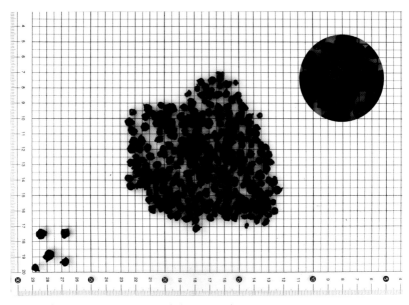

蒸南五味子样品

枳　壳

质量需符合现行《中华人民共和国药典》及《浙江省中药炮制规范》要求。

一、性状标准

1.药典标准

【药材】　呈半球形,直径3~5cm。外果皮棕褐色至褐色,有颗粒状突起,突起的顶端有凹点状油室;有明显的花柱残迹或果梗痕。切面中果皮黄白色,光滑而稍隆起,厚0.4~1.3cm,边缘散有1~2列油室,瓤囊7~12瓣,少数至15瓣,汁囊干缩呈棕色至棕褐色,内藏种子。质坚硬,不易折断。气清香,味苦、微酸。

【饮片】　枳壳　呈不规则弧状条形薄片。切面外果皮棕褐色至褐色,中果皮黄白色至黄棕色,近外缘有1~2列点状油室,内侧有的有少量紫褐色瓤囊。

2.省炮制规范标准

麸枳壳　为弧形、半圆形或圆形的薄片,直径3~5cm。表面深黄色,微具焦斑。外果皮表面有颗粒状突起,每个突起的顶端有下凹的油室;中果皮厚0.3~1.3cm,外缘具1~2列油室;果瓤紫黑色,具多数放射状排列的囊瓣。质脆。略有焦香气。味苦、微酸。

3.饮片规格等级

炮制品名	国标编码	选货	统货
枳壳	06157040100202002	直径 3.0~4.5cm,中果皮厚 0.4~1.3cm,气香浓郁	中果皮厚 0.3~1.3cm
麸枳壳	06157040100202217	直径 3.0~4.5cm,中果皮厚 0.4~1.3cm	中果皮厚 0.3~1.3cm

枳壳饮片规格等级

二、选货样品

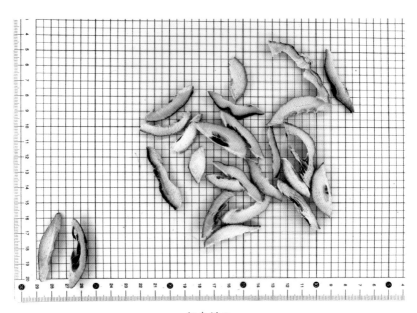

枳壳样品

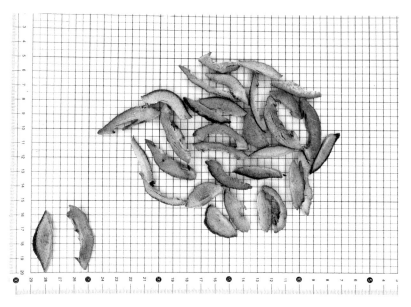

麸枳壳样品

衢枳壳

质量需符合现行《浙江省中药炮制规范》要求。

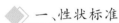 一、性状标准

1.药典标准

无。

2.省炮制规范标准

衢枳壳　呈不规则弧状条形薄片,完整者直径3~5cm。切面外果皮棕褐色至褐色,中果皮黄白色至黄棕色,近外缘有1~2列点状油室,内侧有的有少量紫褐色瓢囊。质脆。气香,味苦、微酸。

麸炒衢枳壳　表面色较深,偶有焦斑。

麸衢枳壳　表面深黄色,微具焦斑,略有焦香气。

3.饮片规格等级

衢枳壳饮片规格等级			
炮制品名	国标编码	选货	统货
衢枳壳	06157040100302009	直径3.0~4.5cm,中果皮厚0.4~1.3cm	中果皮厚0.3~1.3cm
麸炒衢枳壳	06157040100302214	直径3.0~4.5cm,中果皮厚0.4~1.3cm	中果皮厚0.3~1.3cm
麸衢枳壳	06157040100302283	直径3.0~4.5cm,中果皮厚0.4~1.3cm	中果皮厚0.3~1.3cm

二、选货样品

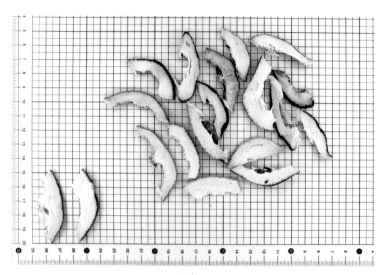

衢枳壳样品

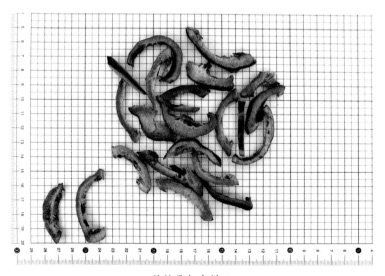

麸炒衢枳壳样品

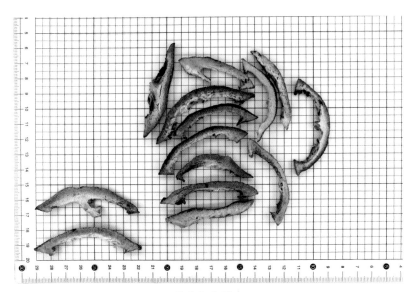

麸衢枳壳样品

枳　实

质量需符合现行《中华人民共和国药典》及《浙江省中药炮制规范》要求。

 一、性状标准

1.药典标准

【药材】　呈半球形,少数为球形,直径0.5~2.5cm。外果皮黑绿色或棕褐色,具颗粒状突起和皱纹,有明显的花柱残迹或果梗痕。切面中果皮略隆起,厚0.3~1.2cm,黄白色或黄褐色,边缘有1~2列油室;瓤囊棕褐色。质坚硬。气清香,味苦、微酸。

2.省炮制规范标准

麸枳实　为弧形、半圆形或圆形的薄片,直径0.5~2.5cm。外果皮绿褐色或暗棕绿色,具颗粒状突起及皱纹;中果皮部分深黄色,微具焦斑,厚0.3~1.0cm,外缘有1~2列油室;果瓤棕黑色,具多数放射状排列的瓤瓣。质脆。略有焦香气,味苦、微酸。

3.饮片规格等级

枳实饮片规格等级			
炮制品名	国标编码	选货	统货
麸枳实	06157040100102210	直径0.5~2.0cm,大小均一	直径0.5~2.5cm

◆ 二、选货样品

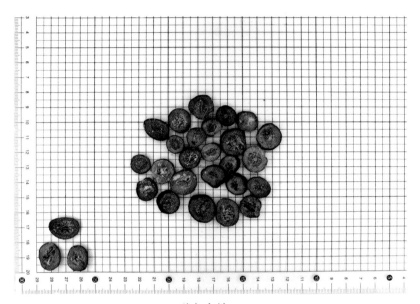

麸枳实样品

柏子仁

质量需符合现行《中华人民共和国药典》要求。

 一、性状标准

1.药典标准

【药材】 呈长卵形或长椭圆形,长4~7mm,直径1.5~3.0mm。表面黄白色或淡黄棕色,外包膜质内种皮,顶端略尖,有深褐色的小点,基部钝圆。质软,富油性。气微香,味淡。

【饮片】 柏子仁 同药材。

2.省炮制规范标准

无。

3.饮片规格等级

柏子仁饮片规格等级			
炮制品名	国标编码	选货	统货
柏子仁	06140640500100009	气清香。破粒率≤3%	闻之无异味。破粒率≤5%

◆ 二、选货样品

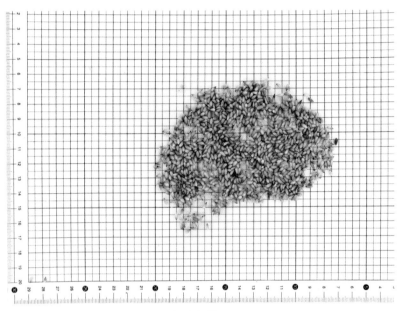

柏子仁样品

栀　子

质量需符合现行《中华人民共和国药典》及《浙江省中药炮制规范》要求。

◆ 一、性状标准

1.药典标准

【药材】　呈长卵圆形或椭圆形,长1.5~3.5cm,直径1.0~1.5cm。表面红黄色或棕红色,具6条翅状纵棱,棱间常有1条明显的纵脉纹,并有分枝。顶端残存萼片,基部稍尖,有残留果梗。果皮薄而脆,略有光泽;内表面色较浅,有光泽,具2~3条隆起的假隔膜。种子多数,扁卵圆形,集结成团,深红色或红黄色,表面密具细小疣状突起。气微,味微酸而苦。

2.省炮制规范标准

栀子　呈长卵圆形或椭圆形,长1.5~3.5cm,直径1.0~1.5cm。成熟者表面红黄色或棕红色(近成熟者表面灰棕色至灰褐色),具6条翅状纵棱,棱间常有1条纵脉纹。果皮薄而脆,内壁有光泽,具2~3条隆起的隔膜。种子多数,扁卵圆形,集结成团,成熟者深红色或红黄色(近成熟者黄棕色至灰褐色),表面密具细小疣状突起。气微,味微酸、苦。

焦栀子　表面焦黑色,内部棕褐色。质松脆。略具焦气,味苦。

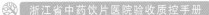

3.饮片规格等级

炮制品名	国标编码	选货	统货
栀子	06173540200107002	饱满、完整,大小均一,表面红色	破粒率≤5%
焦栀子	06173540200107125	饱满、完整,大小均一	破粒率≤5%

二、选货样品

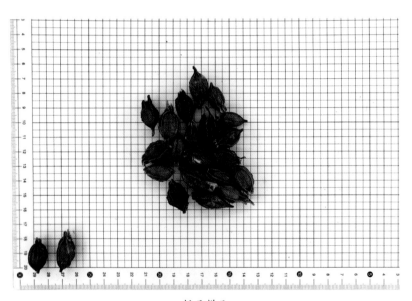

栀子样品

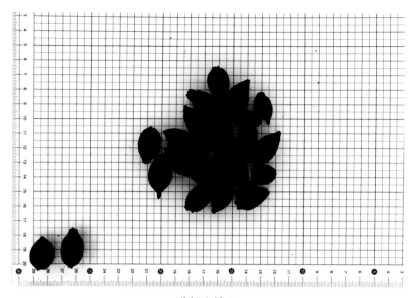

焦栀子样品

枸杞子

质量需符合现行《中华人民共和国药典》要求。

一、性状标准

1.药典标准

【药材】 呈类纺锤形或椭圆形,长 6~20mm,直径 3~10mm。表面红色或暗红色,顶端有小突起状的花柱痕,基部有白色的果梗痕。果皮柔韧,皱缩;果肉肉质,柔润。种子 20~50 粒,类肾形,扁而翘,长 1.5~1.9mm,宽 1.0~1.7mm,表面浅黄色或棕黄色。气微,味甜。

【饮片】 枸杞子 同药材。

2.省炮制规范标准

无。

3.饮片规格等级

枸杞子饮片规格等级			
炮制品名	国标编码	选货	统货
枸杞子	06172340200200007	长 10~20mm,直径 4~10mm。无粘连,破粒率≤1%	长 6~20mm,直径 3~10mm。破粒率≤3%

◇ 二、选货样品

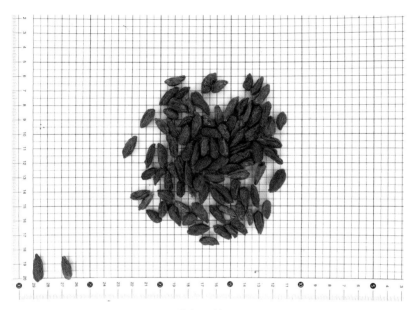

枸杞子样品

砂 仁

质量需符合现行《中华人民共和国药典》要求。

 一、性状标准

1.药典标准

【药材】 **阳春砂、绿壳砂** 呈椭圆形或卵圆形,有不明显的三棱,长1.5~2.0cm,直径1.0~1.5cm。表面棕褐色,密生刺状突起,顶端有花被残基,基部常有果梗。果皮薄而软。种子集结成团,具三钝棱,中有白色隔膜,将种子团分成3瓣,每瓣有种子5~26粒。种子为不规则多面体,直径2~3mm;表面棕红色或暗褐色,有细皱纹,外被淡棕色膜质假种皮;质硬,胚乳灰白色。气芳香而浓烈,味辛凉、微苦。

海南砂 呈长椭圆形或卵圆形,有明显的三棱,长1.5~2.0cm,直径0.8~1.2cm。表面被片状、分枝的软刺,基部具果梗痕。果皮厚而硬。种子团较小,每瓣有种子3~24粒;种子直径1.5~2.0mm。气味稍淡。

【饮片】 **砂仁** 同药材。

2.省炮制规范标准

无。

3.饮片规格等级

炮制品名	国标编码	一等	二等	三等
		砂仁饮片规格等级		
砂仁	06193540200300001	籽粒饱满，无瘪瘦果，直径1.2~1.5cm，大小均一。炸裂果占比≤3%(阳春砂)	有少量瘪瘦果，直径1.0~1.2cm。炸裂果占比≤5%(阳春砂)	瘪瘦果较多(占25%以内)。炸裂果占比≤10%

二、一等样品

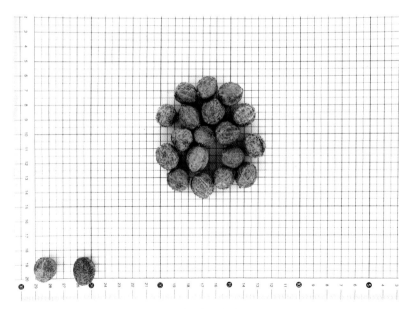

砂仁(阳春砂)样品

莱菔子

质量需符合现行《中华人民共和国药典》要求。

 一、性状标准

1.药典标准

【药材】 呈类卵圆形或椭圆形，稍扁，长2.5~4.0mm，宽2~3mm。表面黄棕色、红棕色或灰棕色。一端有深棕色圆形种脐，一侧有数条纵沟。种皮薄而脆，子叶2，黄白色，有油性。气微，味淡、微苦辛。

【饮片】 炒莱菔子 形如莱菔子，表面微鼓起，色泽加深，质酥脆，气微香。

2.省炮制规范标准

无。

3.饮片规格等级

莱菔子饮片规格等级			
炮制品名	国标编码	选货	统货
炒莱菔子	06154940600200115	颗粒饱满，焦香味明显。无杂质	干瘪率≤10%。含杂率≤3%

二、选货样品

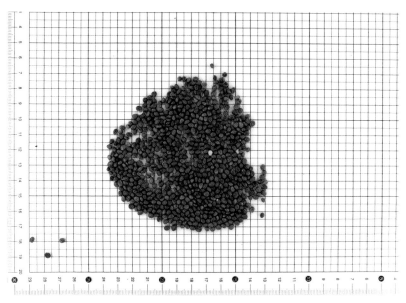

炒莱菔子样品

桃　仁

质量需符合现行《中华人民共和国药典》要求。

 一、性状标准

1.药典标准

【药材】　桃仁　呈扁长卵形,长1.2~1.8cm,宽0.8~1.2cm,厚0.2~0.4cm。表面黄棕色至红棕色,密布颗粒状突起。一端尖,中部膨大,另一端钝圆稍偏斜,边缘较薄。尖端一侧有短线形种脐,圆端有颜色略深不甚明显的合点,自合点处散出多数纵向维管束。种皮薄,子叶2,类白色,富油性。气微,味微苦。

山桃仁　呈类卵圆形,较小而肥厚,长约0.9cm,宽约0.7cm,厚约0.5cm。

【饮片】　燀桃仁　呈扁长卵形,长1.2~1.8cm,宽0.8~1.2cm,厚0.2~0.4cm。表面浅黄白色,一端尖,中部膨大,另一端钝圆稍偏斜,边缘较薄。子叶2,富油性。气微香,味微苦。

燀山桃仁　呈类卵圆形,较小而肥厚,长约1.0cm,宽约0.7cm,厚约0.5cm。

2.省炮制规范标准

无。

3.饮片规格等级

桃仁饮片规格等级			
炮制品名	国标编码	选货	统货
燀桃仁	06156140600300824	种仁饱满,大小均一。破粒率≤10%	破粒率≤20%
燀山桃仁	06156140600300824	种仁饱满,大小均一。破粒率≤10%	破粒率≤20%

二、选货样品

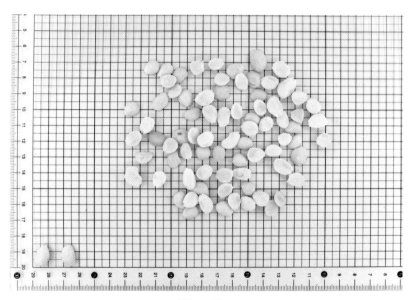

燀桃仁样品

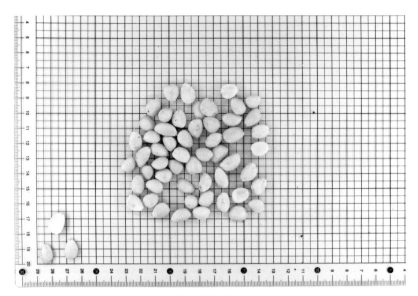

燀山桃仁样品

益　智

质量需符合现行《中华人民共和国药典》要求。

 一、性状标准

1.药典标准

【药材】　呈椭圆形,两端略尖,长 1.2~2.0cm,直径 1.0~1.3cm。表面棕色或灰棕色,有纵向凹凸不平的突起棱线 13~20 条,顶端有花被残基,基部常残存果梗。果皮薄而稍韧,与种子紧贴,种子集结成团,中有隔膜将种子团分为 3 瓣,每瓣有种子 6~11 粒。种子呈不规则的扁圆形,略有钝棱,直径约 3mm,表面灰褐色或灰黄色,外被淡棕色膜质的假种皮;质硬,胚乳白色。有特异性香气,味辛、微苦。

【饮片】　益智仁　为不规则扁圆形的种子或种子团残瓣。种子略有钝棱,直径约 3mm;表面灰黄色至灰褐色,具细皱纹;外被淡棕色膜质的假种皮;质硬,胚乳白色。有特异性香气,味辛、微苦。

盐益智仁　形如益智仁。表面棕褐色至黑褐色,质硬,胚乳白色。有特异性香气。味辛、微咸、苦。

2.省炮制规范标准

无。

3.饮片规格等级

益智饮片规格等级			
炮制品名	国标编码	选货	统货
盐益智仁	06193540200500333	种仁饱满,无瘪子	瘪子率≤5%

◆ 二、选货样品

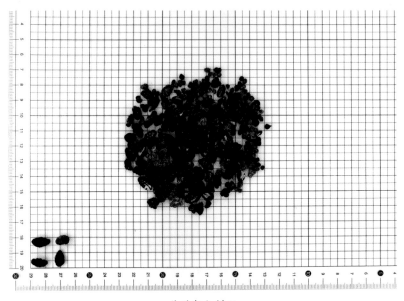

盐益智仁样品

预知子

质量需符合现行《中华人民共和国药典》及《浙江省中药炮制规范》要求。

一、性状标准

1.药典标准

【药材】 呈肾形或长椭圆形,稍弯曲,长3~9cm,直径1.5~3.5cm。表面黄棕色或黑褐色,有不规则的深皱纹,顶端钝圆,基部有果梗痕。质硬,破开后,果瓤淡黄色或黄棕色;种子多数,扁长卵形,黄棕色或紫褐色,具光泽,有条状纹理。气微香,味苦。

2.省炮制规范标准

预知子片 为类圆形、肾形或长椭圆形的厚片,直径1.5~3.5cm。表面黄棕色或黑褐色,较光滑,或具不规则的深皱纹。切面果皮薄,有的稍角质样,果瓤类白色或淡黄色至黄棕色;种子多数,放射状排列在中轴上,扁长卵形,黄棕色或紫褐色,具光泽,有皱纹及黑色条纹。质硬。气微,味苦。

3.饮片规格等级

预知子饮片规格等级			
炮制品名	国标编码	选货	统货
预知子片	06153840200100000	直径1.8~3.5cm,大小均一,表面皱缩	直径1.5~3.5cm

◆ 二、选货样品

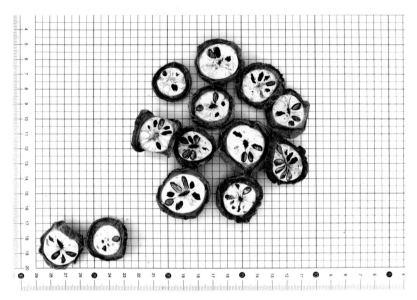

预知子片样品

桑　椹

质量需符合现行《中华人民共和国药典》要求。

 一、性状标准

1.药典标准

【药材】　为聚花果,由多数小瘦果集合而成,呈长圆形,长 1~2cm,直径 0.5~0.8cm。黄棕色、棕红色或暗紫色,有短果序梗。小瘦果卵圆形,稍扁,长约 2mm,宽约 1mm,外具肉质花被片 4 枚。气微,味微酸而甜。

【饮片】　桑椹　同药材。

2.省炮制规范标准

无。

3.饮片规格等级

桑椹饮片规格等级			
炮制品名	国标编码	选货	统货
桑椹	06151240200100000	长 1.5~2.0cm,直径 0.6~0.8cm,大小均一,完整	长 1~2cm,直径 0.5~0.8cm,偶有破碎

◆◆ 二、选货样品

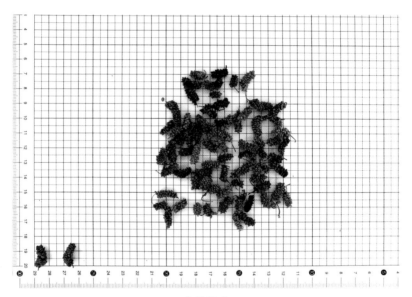

桑椹样品

菟丝子

质量需符合现行《中华人民共和国药典》要求。

 一、性状标准

1. 药典标准

【药材】 呈类球形,直径1~2mm。表面灰棕色至棕褐色,粗糙,种脐线形或扁圆形。质坚实,不易以指甲压碎。气微,味淡。

【饮片】 **菟丝子** 同药材。

2. 省炮制规范标准

无。

3. 饮片规格等级

炮制品名	国标编码	选货	统货
菟丝子	06171740600200002	颗粒饱满,大小、色泽均一。无灰屑	灰屑率≤3%

二、选货样品

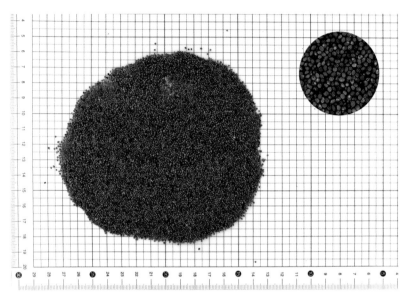

菟丝子样品

蛇床子

质量需符合现行《中华人民共和国药典》要求。

 一、性状标准

1.药典标准

【药材】 双悬果,呈椭圆形,长2~4mm,直径约2mm。表面灰黄色或灰褐色,顶端有2枚向外弯曲的柱基,基部偶有细梗。分果的背面有薄而突起的纵棱5条,接合面平坦,有2条棕色略突起的纵棱线。果皮松脆,揉搓易脱落。种子细小,灰棕色,显油性。气香,味辛凉,有麻舌感。

【饮片】 **蛇床子** 同药材。

2.省炮制规范标准

无。

3.饮片规格等级

蛇床子饮片规格等级			
炮制品名	国标编码	选货	统货
蛇床子	0616434020030005	气清香。无杂质	含杂率≤3%

◆ 二、选货样品

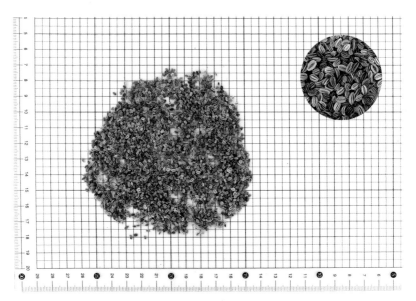

蛇床子样品

紫苏子

质量需符合现行《中华人民共和国药典》及《浙江省中药炮制规范》要求。

一、性状标准

1.药典标准

【药材】 呈卵圆形或类球形,直径约1.5mm。表面灰棕色或灰褐色,有微隆起的暗紫色网纹,基部稍尖,有灰白色点状果梗痕。果皮薄而脆,易压碎。种子黄白色,种皮膜质,子叶2,类白色,有油性。压碎有香气,味微辛。

【饮片】 炒紫苏子 形如紫苏子,表面灰褐色,有细裂口,有焦香气。

2.省炮制规范标准

蜜紫苏子 呈卵圆形或类球形,直径1.5~2.8mm。表面黄棕色或黄褐色,微具光泽,滋润,有微隆起的暗紫色的网纹,多有裂缝。基部稍尖,有果柄痕。果皮薄而脆,易压碎。种子黄白色,子叶2,淡黄色,富油性。气微香,味微甘。

3.饮片规格等级

紫苏子饮片规格等级			
炮制品名	国标编码	选货	统货
炒紫苏子	06172240200200116	颗粒饱满,大小均一。无杂质	含杂率≤3%
蜜紫苏子	06172240200200352	颗粒饱满,大小均一。无杂质	含杂率≤3%

◆ **二、选货样品**

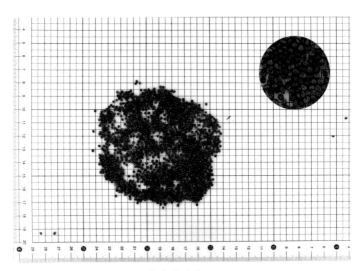

炒紫苏子样品

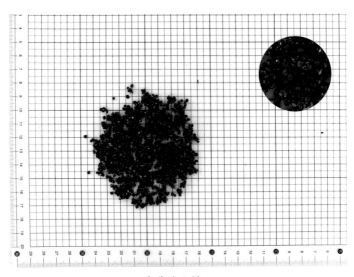

蜜紫苏子样品

蒺　藜

质量需符合现行《中华人民共和国药典》要求。

 一、性状标准

1.药典标准

【药材】 由5个分果瓣组成,呈放射状排列,直径7~12mm。常裂为单一的分果瓣,分果瓣呈斧状,长3~6mm;背部黄绿色,隆起,有纵棱和多数小刺,并有对称的长刺和短刺各1对,两侧面粗糙,有网纹,灰白色。质坚硬。气微,味苦、辛。

【饮片】 炒蒺藜　多为单一的分果瓣,分果瓣呈斧状,长3~6mm;背部棕黄色,隆起,有纵棱,两侧面粗糙,有网纹。气微香,味苦、辛。

2.省炮制规范标准

无。

3.饮片规格等级

蒺藜饮片规格等级			
炮制品名	国标编码	选货	统货
炒蒺藜	06156940200100110	无尖刺,色泽均一,无败油味。无黑果,无杂质	偶见黑果,含杂率≤3%

◇ 二、选货样品

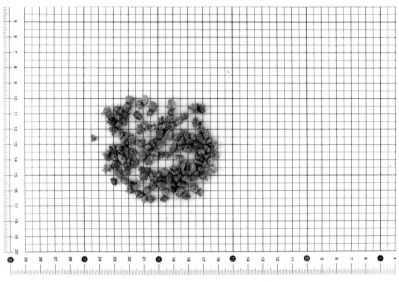

炒蒺藜样品

蔓荆子

质量需符合现行《中华人民共和国药典》要求。

 一、性状标准

1.药典标准

【药材】 呈球形,直径4~6mm。表面灰黑色或黑褐色,被灰白色粉霜状茸毛,有纵向浅沟4条,顶端微凹,基部有灰白色宿萼及短果梗。萼长为果实的1/3~2/3,5齿裂,其中2裂较深,密被茸毛。体轻,质坚韧,不易破碎,横切面可见4室,每室有种子1枚。气特异而芳香,味淡、微辛。

【饮片】 炒蔓荆子 形如蔓荆子,表面黑色或黑褐色,基部有的可见残留宿萼和短果梗。气特异而芳香,味淡、微辛。

2.省炮制规范标准

无。

3.饮片规格等级

炮制品名	国标编码	选货	统货
炒蔓荆子	06172140200100112	果实饱满,大小均一,香气浓郁	直径4~6mm

表头:蔓荆子饮片规格等级

◆ 二、选货样品

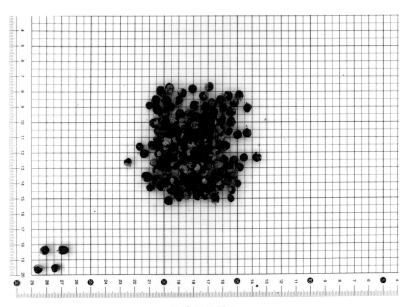

炒蔓荆子样品

酸枣仁

质量需符合现行《中华人民共和国药典》要求。

 一、性状标准

1.药典标准

【药材】 呈扁圆形或扁椭圆形,长5~9mm,宽5~7mm,厚约3mm。表面紫红色或紫褐色,平滑有光泽,有的有裂纹。有的两面均呈圆隆状突起;有的一面较平坦,中间有1条隆起的纵线纹;另一面稍突起。一端凹陷,可见线形种脐;另一端有细小突起的合点。种皮较脆,胚乳白色,子叶2,浅黄色,富油性。气微,味淡。

【饮片】 酸枣仁 同药材。

炒酸枣仁 形同酸枣仁。表面微鼓起,微具焦斑。略有焦香气,味淡。

2.省炮制规范标准

无。

3.饮片规格等级

炮制品名	国标编码	选货	统货
酸枣仁	06159640600100006	饱满无空壳。干瘪率≤5%,破粒率≤5%	破粒率≤10%
炒酸枣仁	06159640600100112	饱满无空壳。干瘪率≤5%,破粒率≤5%	破粒率≤10%

二、选货样品

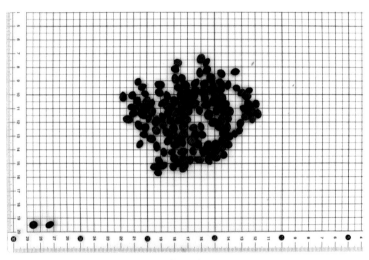

酸枣仁样品

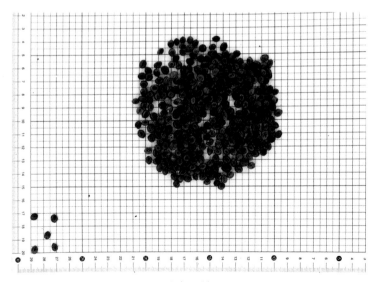

炒酸枣仁样品

薏苡仁

质量需符合现行《中华人民共和国药典》要求。

 一、性状标准

1.药典标准

【药材】 呈宽卵形或长椭圆形,长4~8mm,宽3~6mm。表面乳白色,光滑,偶有残存的黄褐色种皮;一端钝圆,另一端较宽而微凹,有一淡棕色点状种脐;背面圆凸,腹面有1条较宽而深的纵沟。质坚实,断面白色,粉性。气微,味微甜。

【饮片】 薏苡仁 同药材。

麸炒薏苡仁 形如薏苡仁,微鼓起,表面微黄色。

2.省炮制规范标准

无。

3.饮片规格等级

	薏苡仁饮片规格等级		
炮制品名	国标编码	选货	统货
薏苡仁	06191240500100005	长5~8mm,宽4~6mm。大小均一,粉性足,微有米香气。破粒率≤3%	长4~8mm,宽3~6mm
麸炒薏苡仁	06191240500100210	长5~8mm,宽4~6mm。大小均一,有焦香气。破粒率≤3%	长4~8mm,宽3~6mm

二、选货样品

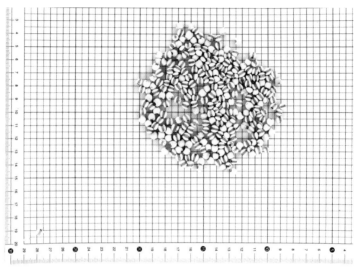

薏苡仁样品

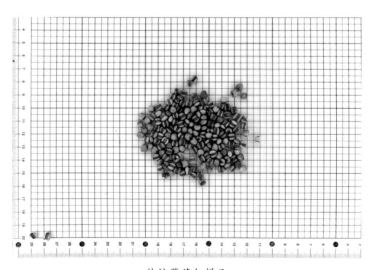

麸炒薏苡仁样品

橘　络

质量需符合现行《浙江省中药炮制规范》要求。

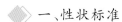 一、性状标准

1.药典标准

无。

2.省炮制规范标准

橘络　为疏松的乱丝团状,长短不一。黄白色至棕黄色。体轻,疏松,质脆。气微香,味微苦。

3.饮片规格等级

橘络饮片规格等级			
炮制品名	国标编码	选货	统货
橘络	06157040900106005	黄白色,无层片状的中果皮,无碎末	黄白色至棕黄色

二、选货样品

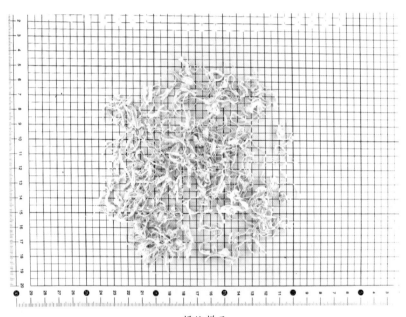

橘络样品

覆盆子

质量需符合现行《中华人民共和国药典》要求。

 一、性状标准

1.药典标准

【药材】 为聚合果,由多数小核果聚合而成,呈圆锥形或扁圆锥形,高 0.6~1.3cm,直径 0.5~1.2cm。表面黄绿色或淡棕色,顶端钝圆,基部中心凹入。宿萼棕褐色,下有果梗痕。小果易剥落,每个小果呈半月形,背面密被灰白色茸毛,两侧有明显的网纹,腹部有突起的棱线。体轻,质硬。气微,味微酸涩。

【饮片】 **覆盆子** 同药材。

2.省炮制规范标准

无。

3.饮片规格等级

覆盆子饮片规格等级			
炮制品名	国标编码	选货	统货
覆盆子	06156140200800007	完整。直径 0.8~1.2cm,表面黄绿色。无果梗	直径 0.5~1.2cm

◆ 二、选货样品

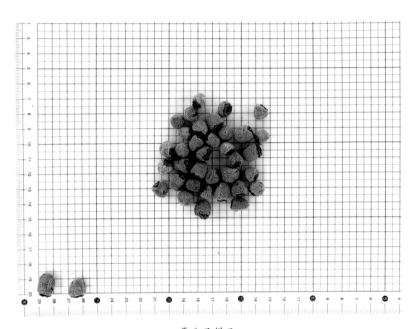

覆盆子样品

草　类

广藿香

质量需符合现行《中华人民共和国药典》的要求。

 一、性状标准

1.药典标准

【药材】 茎略呈方柱形,多分枝,枝条稍曲折,长30~60cm,直径0.2~0.7cm;表面被柔毛;质脆,易折断,断面中部有髓;老茎类圆柱形,直径1.0~1.2cm,被灰褐色栓皮。叶对生,皱缩成团,展平后叶片呈卵形或椭圆形,长4~9cm,宽3~7cm;两面均被灰白色茸毛;先端短尖或钝圆,基部楔形或钝圆,边缘具大小不规则的钝齿;叶柄细,长2~5cm,被柔毛。气香特异,味微苦。

【饮片】 广藿香 呈不规则的段。茎略呈方柱形,表面灰褐色、灰黄色或带红棕色,被柔毛。切面有白色髓。叶破碎或皱缩成团,完整者展平后呈卵形或椭圆形,两面均被灰白色茸毛;基部楔形或钝圆,边缘具大小不规则的钝齿;叶柄细,被柔毛。气香特异,味微苦。

2.省炮制规范标准

无。

3.饮片规格等级

炮制品名	国标编码	选货	统货
广藿香饮片规格等级			
广藿香	06172250500104007	直径 0.2~0.7cm。无老茎,叶占比≥30%	直径 0.2~1.2cm。叶占比≥20%

二、选货样品

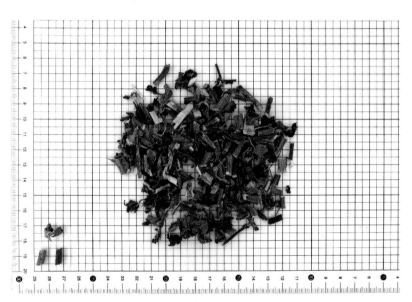

广藿香样品

马齿苋

质量需符合现行《中华人民共和国药典》要求。

 一、性状标准

1.药典标准

【药材】 多皱缩卷曲,常结成团。茎圆柱形,长可达30cm,直径0.1~0.2cm,表面黄褐色,有明显纵沟纹。叶对生或互生,易破碎,完整叶片倒卵形,长1.0~2.5cm,宽0.5~1.5cm;绿褐色,先端钝平或微缺,全缘。花小,3~5朵生于枝端,花瓣5,黄色。蒴果圆锥形,长约5mm,内含多数细小种子。气微,味微酸。

【饮片】 **马齿苋** 呈不规则的段。茎圆柱形,表面黄褐色,有明显纵沟纹。叶多破碎,完整者展平后呈倒卵形,先端钝平或微缺,全缘。蒴果圆锥形,内含多数细小种子。气微,味微酸。

2.省炮制规范标准

无。

3.饮片规格等级

马齿苋饮片规格等级			
炮制品名	国标编码	选货	统货
马齿苋	06152950500104002	无老茎	老茎占比≤20%

二、选货样品

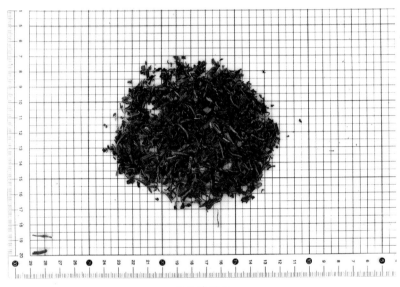

马齿苋样品

车前草

质量需符合现行《中华人民共和国药典》要求。

 一、性状标准

1. 药典标准

【药材】 **车前** 根丛生，须状。叶基生，具长柄；叶片皱缩，展平后呈卵状椭圆形或宽卵形，长6~13cm，宽2.5~8.0cm；表面灰绿色或污绿色，具明显弧形脉5~7条；先端钝或短尖，基部宽楔形，全缘或有不规则波状浅齿。穗状花序数条，花茎长。蒴果盖裂，萼宿存。气微香，味微苦。

平车前 主根直而长。叶片较狭，长椭圆形或椭圆状披针形，长5~14cm，宽2~3cm。

【饮片】 **车前草** 为不规则的段。根须状或直而长。叶片皱缩，多破碎，表面灰绿色或污绿色，脉明显。可见穗状花序。气微，味微苦。

2. 省炮制规范标准

无。

3. 饮片规格等级

车前草饮片规格等级			
炮制品名	国标编码	选货	统货
车前草	06173450100104004	表面灰绿色。无杂草	表面灰绿色或污绿色

二、选货样品

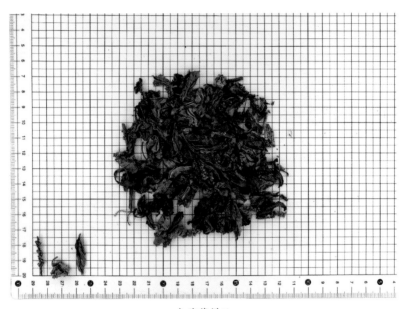

车前草样品

石见穿

质量需符合现行《浙江省中药炮制规范》要求。

 一、性状标准

1.药典标准

无。

2.省炮制规范标准

石见穿

紫参 呈段状。茎方柱形,表面灰绿色至暗紫色,微被白色柔毛;切面黄白色。叶对生;茎上部的叶为单叶,基部多为心形或圆形,叶片边缘有钝圆齿,两面均被白色柔毛;下部为三出复叶。轮伞花序疏生;花萼筒外面脉上有毛,筒内喉部有长硬毛;花冠二唇形。小坚果卵形。气微,味微苦、涩。

鼠尾草 茎上部的叶为羽状复叶,顶生小叶片基部楔形下延。

3.饮片规格等级

石见穿饮片规格等级			
炮制品名	国标编码	选货	统货
石见穿	06172250501204003	无老茎,叶占比≥25%。无杂质	含杂率≤3%

二、选货样品

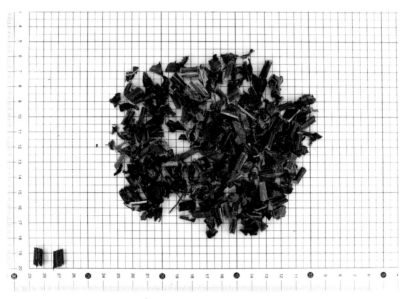

石见穿样品

仙鹤草

质量需符合现行《中华人民共和国药典》要求。

 一、性状标准

1.药典标准

【药材】　长 50~100cm，全体被白色柔毛。茎下部圆柱形，直径4~6mm，红棕色，上部方柱形，四面略凹陷，绿褐色，有纵沟和棱线，有节；体轻，质硬，易折断，断面中空。单数羽状复叶互生，暗绿色，皱缩卷曲；质脆，易碎；叶片有大小 2 种，相间生于叶轴上，顶端小叶较大，完整小叶片展平后呈卵形或长椭圆形，先端尖，基部楔形，边缘有锯齿；托叶 2，抱茎，斜卵形。总状花序细长，花萼下部呈筒状，萼筒上部有钩刺，先端 5 裂，花瓣黄色。气微，味微苦。

【饮片】　仙鹤草　为不规则的段，茎多数方柱形，有纵沟和棱线，有节。切面中空。叶多破碎，暗绿色，边缘有锯齿；托叶抱茎。有时可见黄色花或带钩刺的果实。气微，味微苦。

2.省炮制规范标准

无。

3.饮片规格等级

仙鹤草饮片规格等级			
炮制品名	国标编码	选货	统货
仙鹤草	06156150500104002	含杂率（根和根茎）≤1%	含杂率（根和根茎）≤3%

◇◇ 二、选货样品

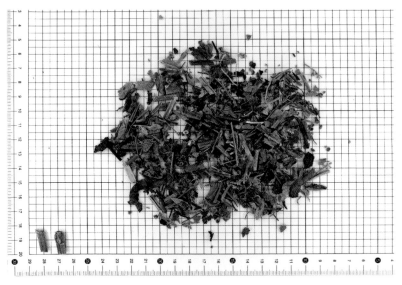

仙鹤草样品

白花蛇舌草

质量需符合现行《浙江省中药炮制规范》要求。

 一、性状标准

1. 药典标准

无。

2. 省炮制规范标准

白花蛇舌草 呈段状。茎纤细,具纵棱,淡棕色或棕黑色。叶对生;叶片线形,棕黑色;托叶膜质,下部连合,顶端有细齿。花通常单生于叶腋,具梗。蒴果扁球形,顶端具4枚宿存的萼齿。种子深黄色,细小,多数。气微,味微涩。

3. 饮片规格等级

白花蛇舌草饮片规格等级			
炮制品名	国标编码	选货	统货
白花蛇舌草	06173550100204008	无异味。含杂率≤1%	含杂率≤3%

二、选货样品

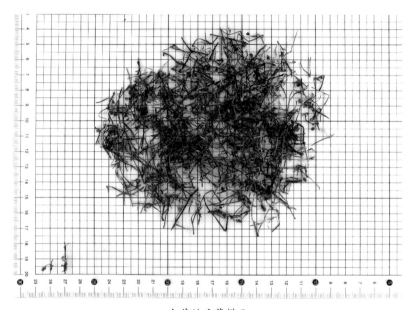

白花蛇舌草样品

半边莲

质量需符合现行《中华人民共和国药典》要求。

 一、性状标准

1.药典标准

【药材】 常缠结成团,根茎极短,直径1~2mm;表面淡棕黄色,平滑或有细纵纹。根细小,黄色,侧生纤细须根。茎细长,有分枝,灰绿色,节明显,有的可见附生的细根。叶互生,无柄,叶片多皱缩,绿褐色,展平后叶片呈狭披针形,长1.0~2.5cm,宽0.2~0.5cm,边缘具疏而浅的齿或全缘。花梗细长,花小,单生于叶腋,花冠基部筒状,上部5裂,偏向一边,浅紫红色,花冠筒内有白色茸毛。气微特异,味微甘而辛。

【饮片】 半边莲 呈不规则的段。根及根茎细小,表面淡棕黄色或黄色。茎细,灰绿色,节明显。叶无柄,叶片多皱缩,绿褐色,狭披针形,边缘具疏而浅的齿或全缘。气味特异,味微甘而辛。

2.省炮制规范标准

无。

3.饮片规格等级

半边莲饮片规格等级			
炮制品名	国标编码	选货	统货
半边莲	06174150100104002	根占比≥15%。无杂质	含杂率≤3%

◆ 二、选货样品

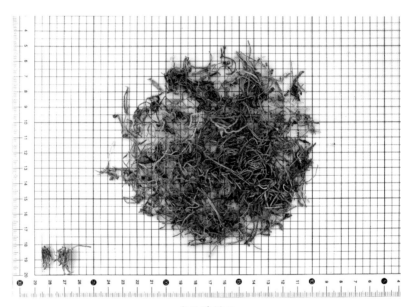

半边莲样品

半枝莲

质量需符合现行《中华人民共和国药典》要求。

 一、性状标准

1.药典标准

【药材】 长 15~35cm,无毛或花轴上疏被毛。根纤细。茎丛生,较细,方柱形;表面暗紫色或棕绿色。叶对生,有短柄;叶片多皱缩,展平后呈三角状卵形或披针形,长 1.5~3.0cm,宽 0.5~1.0cm;先端钝,基部宽楔形,全缘或有少数不明显的钝齿;上表面暗绿色,下表面灰绿色。花单生于茎枝上部叶腋,花萼裂片钝或较圆;花冠二唇形,棕黄色或浅蓝紫色,长约 1.2cm,被毛。果实扁球形,浅棕色。气微,味微苦。

【饮片】 半枝莲 呈不规则的段。茎方柱形,中空,表面暗紫色或棕绿色。叶对生,多破碎,上表面暗绿色,下表面灰绿色。花萼下唇裂片钝或较圆;花冠唇形,棕黄色或浅蓝紫色,被毛。果实扁球形,浅棕色。气微,味微苦。

2.省炮制规范标准

无。

3.饮片规格等级

炮制品名	国标编码	选货	统货
半枝莲	06172250100104001	色偏绿。无杂草,含杂率≤1%	不规则的段。含杂率≤3%

二、选货样品

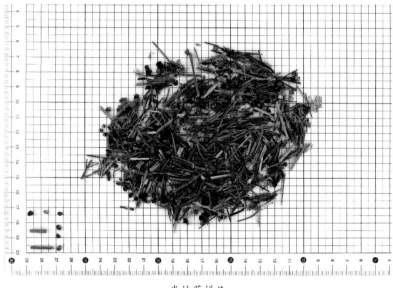

半枝莲样品

肉苁蓉

质量需符合现行《中华人民共和国药典》要求。

一、性状标准

1.药典标准

【药材】 **肉苁蓉** 呈扁圆柱形,稍弯曲,长 3~15cm,直径 2~8cm。表面棕褐色或灰棕色,密被覆瓦状排列的肉质鳞叶,通常鳞叶先端已断。体重,质硬,微有柔性,不易折断,断面棕褐色,有淡棕色点状维管束,排列成波状环纹。气微,味甜、微苦。

管花肉苁蓉 呈类纺锤形、扁纺锤形或扁柱形,稍弯曲,长 5~25cm,直径 2.5~9.0cm。表面棕褐色至黑褐色。断面颗粒状,灰棕色至灰褐色,散生点状维管束。

【饮片】 **肉苁蓉片**

肉苁蓉片 呈不规则形的厚片。表面棕褐色或灰棕色。有的可见肉质鳞叶。切面有淡棕色或棕黄色点状维管束,排列成波状环纹。气微,味甜、微苦。

管花肉苁蓉片 切面散生点状维管束。

2.省炮制规范标准

无。

3.饮片规格等级

肉苁蓉饮片规格等级				
炮制品名	国标编码	规格	选货	统货
肉苁蓉片	06172821100103006	肉苁蓉片	直径 2.5cm 以上的片占比≥60%,质油润。枯心片占比≤8%	直径 2~8cm。枯心片占比≤15%
		管花肉苁蓉片	直径 3cm 以上的片占比≥60%。枯心片占比≤8%	直径 2.5~9.0cm。枯心片占比≤15%

二、选货样品

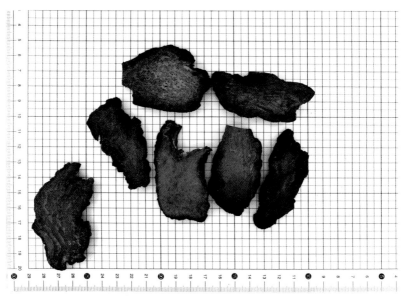

肉苁蓉片(管花肉苁蓉片)样品

浙肉苁蓉

质量需符合现行《浙江省中药炮制规范》要求。

 一、性状标准

1. 药典标准

无。

2. 省炮制规范标准

浙肉苁蓉 为扁圆形或近圆形的厚片。表面棕色至棕褐色,密被覆瓦状排列的肉质鳞叶,通常鳞叶先端已断;切面棕色至棕黑色,有的油润,淡棕色点状维管束排列成深波状环纹或不规则波状圆环,有时中空。体重,质硬,微有柔性。气微,味甜、微咸、微苦。

3. 饮片规格等级

浙肉苁蓉饮片规格等级			
炮制品名	国标编码	选货	统货
浙肉苁蓉	06172821100203003	直径 1.5cm 以上的片占比≥60%,质油润。枯心片占比≤8%	枯心片占比≤15%

◆ 二、选货样品

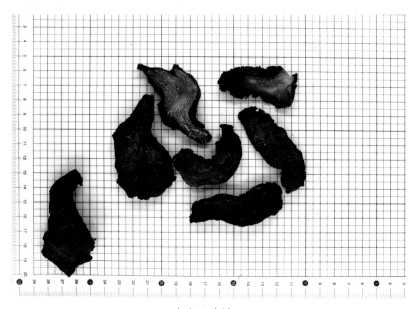

浙肉苁蓉样品

扯根菜

质量需符合现行《浙江省中药炮制规范》要求。

一、性状标准

1.药典标准

无。

2.省炮制规范标准

扯根菜　呈段状。茎呈圆柱形,直径2~8mm。表面黄红色或绿色,较光滑,叶痕两侧有2条微隆起向下延伸的纵向褐色条纹,切面纤维性,黄白色,中空。单叶互生,常卷曲破碎,完整叶片展开后呈披针形,宽约8mm,两面无毛,上表面红黄色或暗绿色,下表面红黄色或灰绿色。花黄色。蒴果黄红色,直径约6mm,种子细小。气微,味微苦。

3.饮片规格等级

	扯根菜饮片规格等级		
炮制品名	国标编码	选货	统货
扯根菜	06155650500100000	老茎占比≤1%。无碎屑	老茎占比≤5%。偶见碎屑

◆ 二、选货样品

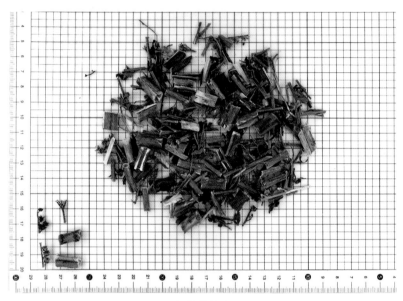

扯根菜样品

伸筋草

质量需符合现行《中华人民共和国药典》要求。

一、性状标准

1.药典标准

【药材】 匍匐茎呈细圆柱形,略弯曲,长可达2m,直径1~3mm,其下有黄白色细根;直立茎作二叉状分枝。叶密生茎上,螺旋状排列,皱缩弯曲,线形或针形,长3~5mm,黄绿色至淡黄棕色,无毛,先端芒状,全缘,易碎断。质柔软,断面皮部浅黄色,木部类白色。气微,味淡。

【饮片】 伸筋草 呈不规则的段,茎呈圆柱形,略弯曲。叶密生茎上,螺旋状排列,皱缩弯曲,线形或针形,黄绿色至淡黄棕色,先端芒状,全缘。切面皮部浅黄色,木部类白色。气微,味淡。

2.省炮制规范标准

无。

3.饮片规格等级

炮制品名	国标编码	选货	统货
伸筋草	06130250100104005	黄绿色。灰屑率≤2%	黄绿色至淡黄棕色。灰屑率≤3%

◆ 二、选货样品

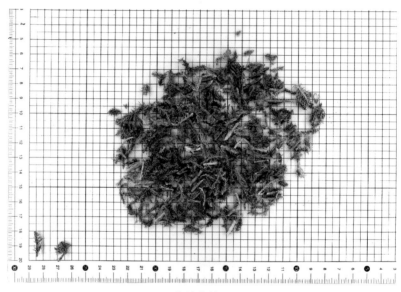

伸筋草样品

谷精草

质量需符合现行《中华人民共和国药典》要求。

一、性状标准

1.药典标准

【药材】 头状花序呈半球形,直径4~5mm。底部有苞片层层紧密排列,苞片淡黄绿色,有光泽,上部边缘密生白色短毛;花序顶部灰白色。揉碎花序,可见多数黑色花药和细小黄绿色未成熟的果实。花茎纤细,长短不一,直径不及1mm,淡黄绿色,有数条扭曲的棱线。质柔软。气微,味淡。

【饮片】 谷精草 同药材。

2.省炮制规范标准

无。

3.饮片规格等级

谷精草饮片规格等级			
炮制品名	国标编码	选货	统货
谷精草	06192230100104007	花茎长≤3cm,带头状花序的茎占比≥30%。含杂率≤1%	含杂率≤3%

二、选货样品

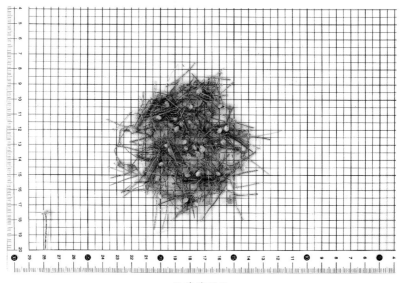

谷精草样品

浙谷精草

质量需符合现行《浙江省中药炮制规范》要求。

 一、性状标准

1.药典标准

无。

2.省炮制规范标准

浙谷精草

华南谷精草　头状花序近圆球形或半球形,直径4~6mm,具细长花茎。总苞片层层紧密排列;苞片浅棕黄色,有光泽,上部密生白色粉状毛。花序托近无毛或被微毛,外轮花被两侧的裂片背面具宽翼;内轮花被片雌花为条状。雄花合生呈高脚杯状;柱头3。搓碎花序,可见多数黑色花药及细小红棕色未成熟的果实。气微,味淡。

毛谷精草　头状花序扁球形,顶端下凹。花序托有明显的柔毛。

3.饮片规格等级

浙谷精草饮片规格等级			
炮制品名	国标编码	选货	统货
浙谷精草	06192230100100009	花茎长≤3cm,带头状花序的茎占比≥30%。含杂率≤1%	含杂率≤3%

◆ 二、选货样品

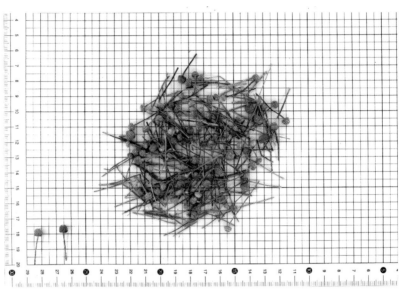

浙谷精草样品

青　蒿

质量需符合现行《中华人民共和国药典》及《浙江省中药炮制规范》要求。

一、性状标准

1.药典标准

【药材】　茎呈圆柱形,上部多分枝,长 30~80cm,直径 0.2~0.6cm;表面黄绿色或棕黄色,具纵棱线;质略硬,易折断,断面中部有髓。叶互生,暗绿色或棕绿色,卷缩易碎,完整者展平后为三回羽状深裂,裂片和小裂片矩圆形或长椭圆形,两面被短毛。气香特异,味微苦。

【饮片】　青蒿　呈不规则的段,长 0.5~1.5cm。茎呈圆柱形,表面黄绿色或棕黄色,具纵棱线,质略硬,切面黄白色,髓白色。叶片多皱缩或破碎,暗绿色或棕绿色,完整者展平后为三回羽状深裂,裂片及小裂片矩圆形或长椭圆形,两面被短毛。花黄色,气香特异,味微苦。

2.省炮制规范标准

青蒿　呈段状。茎圆柱形,直径≤0.6cm,表面黄绿色或棕黄色,具纵棱;切面黄白色。叶互生;叶片三回羽状分裂,暗绿色或棕绿色,小裂片细而短,两面被短毛。头状花序球形,直径约2mm,多破碎;花全为管状花。气香特异,味微苦。

3.饮片规格等级

炮制品名	国标编码	选货	统货
青蒿	06174450500604004	直径0.2~0.4cm，表面黄绿色，色泽均一，叶片较多，枝条较少且为小枝居多，有浓郁的香气	直径0.2~0.6cm，表面黄绿色或棕黄色

二、选货样品

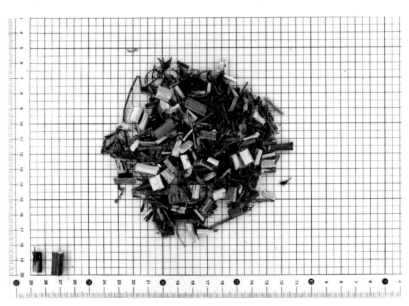

青蒿样品

败酱草

质量需符合现行《浙江省中药炮制规范》要求。

 一、性状标准

1.药典标准

无。

2.省炮制规范标准

败酱草

黄花败酱 呈段状。茎圆柱形,表面黄绿色至黄棕色,主茎、分枝及花序梗一侧有白色硬毛;切面有髓或中空;叶对生;叶片边缘有锯齿,深绿色或黄棕色,两面疏生白毛。花黄色。瘦果无翅状苞片。气特异,味微苦。

败酱 主茎、分枝及花序梗全部或两侧被白色倒生粗毛。花白色。瘦果基部贴生在增大的圆翅状膜质苞片上。

3.饮片规格等级

炮制品名	国标编码	选货	统货
败酱草	06173850100104002	特异性气味明显。无木化的老茎,无杂草	有特异性气味

◆ 二、选货样品

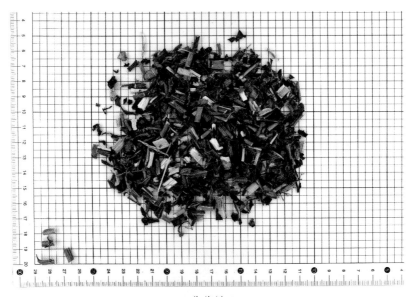

败酱草样品

垂盆草

质量需符合现行《中华人民共和国药典》要求。

 一、性状标准

1.药典标准

【药材】 茎纤细,长可在20cm以上,部分节上可见纤细的不定根,3叶轮生,叶片倒披针形至矩圆形,绿色,肉质,长1.5~2.8cm,宽0.3~0.7cm,先端近急尖,基部急狭,有距。气微,味微苦。

【饮片】 垂盆草 为不规则的段。部分节上可见纤细的不定根,3叶轮生,叶片倒披针形至矩圆形,绿色。气微,味微苦。

2.省炮制规范标准

无。

3.饮片规格等级

垂盆草饮片规格等级			
炮制品名	国标编码	选货	统货
垂盆草	06155550100104005	无苔藓等杂草,无灰屑	含杂率≤3%

◆ 二、选货样品

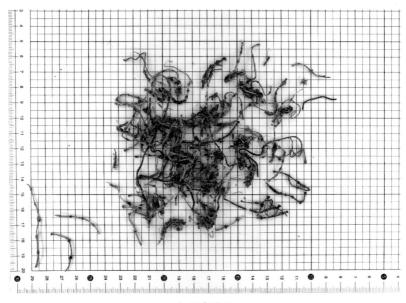

垂盆草样品

佩　兰

质量需符合现行《中华人民共和国药典》要求。

 一、性状标准

1.药典标准

【药材】 茎呈圆柱形,长 30~100cm,直径 0.2~0.5cm;表面黄棕色或黄绿色,有的带紫色,有明显的节和纵棱线;质脆,断面髓部白色或中空。叶对生,有柄,叶片多皱缩、破碎,绿褐色;完整叶片 3 裂或不分裂,分裂者中间裂片较大,展平后呈披针形或长圆状披针形,基部狭窄,边缘有锯齿;不分裂者展平后呈卵圆形、卵状披针形或椭圆形。气芳香,味微苦。

【饮片】 佩兰　呈不规则的段。茎圆柱形,表面黄棕色或黄绿色,有的带紫色,有明显的节和纵棱线。切面髓部白色或中空。叶对生,叶片多皱缩、破碎,绿褐色。气芳香,味微苦。

2.省炮制规范标准

无。

3.饮片规格等级

佩兰饮片规格等级			
炮制品名	国标编码	选货	统货
佩兰	06174450500404000	芳香味明显。无老茎,无杂草,无杂质	气芳香。含杂率<3%

二、选货样品

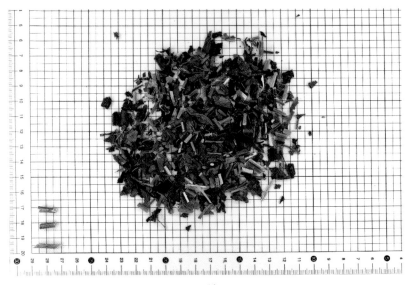

佩兰样品

金钱草

质量需符合现行《中华人民共和国药典》要求。

 一、性状标准

1.药典标准

【药材】 常缠结成团,无毛或被疏柔毛。茎扭曲,表面棕色或暗棕红色,有纵纹,下部茎节上有时具须根,断面实心。叶对生,多皱缩,展平后呈宽卵形或心形,长1~4cm,宽1~5cm,基部微凹,全缘;上表面灰绿色或棕褐色,下表面色较浅,主脉明显突起,用水浸后,对光透视可见黑色或褐色条纹;叶柄长1~4cm。有的带花,花黄色,单生叶腋,具长梗。蒴果球形。气微,味淡。

【饮片】 金钱草 为不规则的段。茎棕色或暗棕红色,有纵纹,实心。叶对生,展平后呈宽卵形或心形,上表面灰绿色或棕褐色,下表面色较浅,主脉明显突出,用水浸后,对光透视可见黑色或褐色的条纹。偶见黄色花,单生叶腋。气微,味淡。

2.省炮制规范标准

无。

3.饮片规格等级

金钱草饮片规格等级			
炮制品名	国标编码	选货	统货
金钱草	06170650100104001	色泽均一。无杂草,无枯叶,无杂质	含杂率≤3%

◆ 二、选货样品

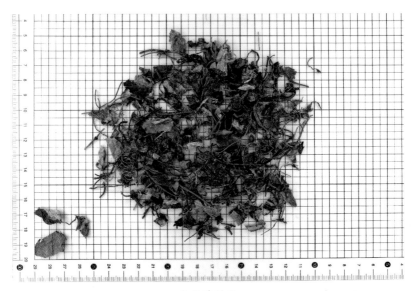

金钱草样品

浙金钱草

质量需符合现行《浙江省中药炮制规范》要求。

 一、性状标准

1.药典标准

无。

2.省炮制规范标准

浙金钱草　呈段状。茎扭曲,棕色或暗棕红色,有纵皱纹,有的节上具须根。叶对生;叶片卵形至狭卵形,基部截形或宽楔形,全缘,灰绿色或棕褐色,主脉明显突起,具叶柄。枝端鞭状枝上部的叶远较下部的和主茎上的为小;花黄色,单生叶腋。蒴果球形。用水浸后,叶、花萼、花冠、果实对光透视可见点状腺点。气微,味淡。

3.饮片规格等级

炮制品名	国标编码	选货	统货
浙金钱草	06170650100204008	色泽均一。无杂草,无枯叶,无杂质	含杂率≤3%

二、选货样品

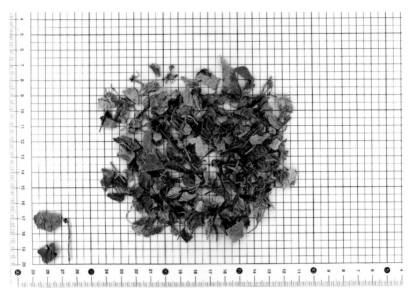

浙金钱草样品

肺形草

质量需符合现行《浙江省中药炮制规范》要求。

 一、性状标准

1.药典标准

无。

2.省炮制规范标准

肺形草 呈段状。根纤细,黄棕色至黄褐色。茎生叶对生,叶片全缘或波状,三出脉明显;基生叶2大2小,无柄,上面灰绿色至绿褐色,有的具网纹,下面有的紫红色。花黄棕色;花萼管状,5裂;花冠顶端5裂。气微香,味微辛。

3.饮片规格等级

肺形草饮片规格等级			
炮制品名	国标编码	选货	统货
肺形草	06171450100404007	长段。灰绿色,叶占比≥50%	绿褐色,叶占比≥30%

二、选货样品

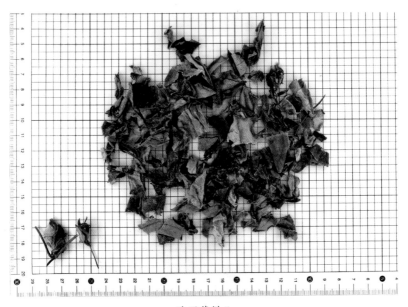

肺形草样品

鱼腥草

质量需符合现行《中华人民共和国药典》要求。

 一、性状标准

1.药典标准

【药材】 干鱼腥草 茎呈扁圆柱形,扭曲,表面黄棕色,具纵棱数条;质脆,易折断。叶片卷折皱缩,展平后呈心形,上表面暗黄绿色至暗棕色,下表面灰绿色或灰棕色。穗状花序黄棕色。

【饮片】 干鱼腥草 为不规则的段。茎呈扁圆柱形,表面淡红棕色至黄棕色,有纵棱。叶片多破碎,黄棕色至暗棕色。穗状花序黄棕色。搓碎具鱼腥气,味涩。

2.省炮制规范标准

无。

3.饮片规格等级

鱼腥草饮片规格等级			
炮制品名	国标编码	选货	统货
干鱼腥草	06150250500204002	鱼腥气浓。含杂率≤1%	有鱼腥气。含杂率≤3%

◆ 二、选货样品

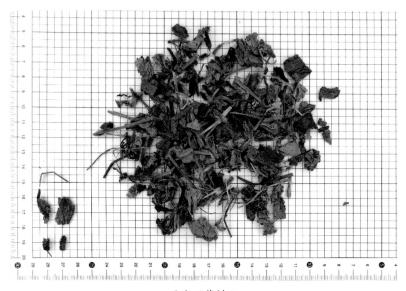

干鱼腥草样品

泽 兰

质量需符合现行《中华人民共和国药典》要求。

一、性状标准

1.药典标准

【药材】 茎呈方柱形,少分枝,四面均有浅纵沟,长50~100cm,直径0.2~0.6cm;表面黄绿色或带紫色,节处紫色明显,有白色茸毛;质脆,断面黄白色,髓部中空。叶对生,有短柄或近无柄;叶片多皱缩,展平后呈披针形或长圆形,长5~10cm;上表面黑绿色或暗绿色,下表面灰绿色,密具腺点,两面均有短毛;先端尖,基部渐狭,边缘有锯齿。轮伞花序腋生,花冠多脱落,苞片和花萼宿存,小苞片披针形,有缘毛,花萼钟形,5齿。气微,味淡。

【饮片】 泽兰 呈不规则的段。茎方柱形,四面均有浅纵沟,表面黄绿色或带紫色,节处紫色明显,有白色茸毛。切面黄白色,中空。叶多破碎,展平后呈披针形或长圆形,边缘有锯齿。有时可见轮伞花序。气微,味淡。

2.省炮制规范标准

无。

3.饮片规格等级

泽兰饮片规格等级			
炮制品名	国标编码	选货	统货
泽兰	06172250500304001	灰绿色。叶占比≥30%，无老茎	黑绿色或暗绿色

二、选货样品

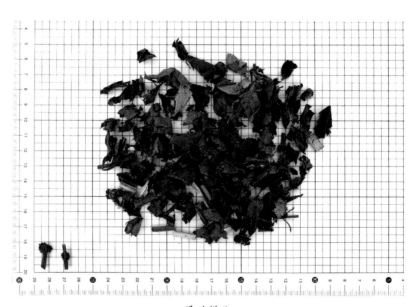

泽兰样品

荆 芥

质量需符合现行《中华人民共和国药典》及《浙江省中药炮制规范》要求。

一、性状标准

1.药典标准

【药材】 茎呈方柱形,上部有分枝,长50~80cm,直径0.2~0.4cm;表面淡黄绿色或淡紫红色,被短柔毛;体轻,质脆,断面类白色。叶对生,多已脱落,叶片三至五回羽状分裂,裂片细长。穗状轮伞花序顶生,长2~9cm,直径约0.7cm。花冠多脱落,宿萼钟状,先端5齿裂,淡棕色或黄绿色,被短柔毛;小坚果棕黑色。气芳香,味微涩而辛凉。

【饮片】 **荆芥** 呈不规则的段。茎呈方柱形,表面淡黄绿色或淡紫红色,被短柔毛。切面类白色。叶多已脱落。穗状轮伞花序。气芳香,味微涩而辛凉。

荆芥炭 呈不规则段,长5mm。全体黑褐色。茎方柱形,体轻,质脆,断面焦褐色。叶对生,多已脱落。花冠多脱落,宿萼钟状。略具焦香气,味苦而辛。

2.省炮制规范标准

炒荆芥 呈段状。茎方柱形,表面黄绿色至黄棕色,微具焦斑,被短柔毛。叶对生;叶片三至五回羽状分裂,裂片细长,具柔毛,下面有腺点。轮伞花序穗状;花萼钟状,被短柔毛。小坚果棕黑色,三棱状长圆形。气香,味微涩,辛凉。

3.饮片规格等级

炮制品名	国标编码	选货	统货
荆芥	06172250500404008	芳香气明显,叶和花穗占比≥20%。无杂质	气芳香。含杂率≤3%
荆芥炭	06172250500404411	花穗占比≥10%	含杂率≤3%
炒荆芥	06172250500404114	叶和花穗占比≥20%。无杂质	含杂率≤3%

表题:荆芥饮片规格等级

二、选货样品

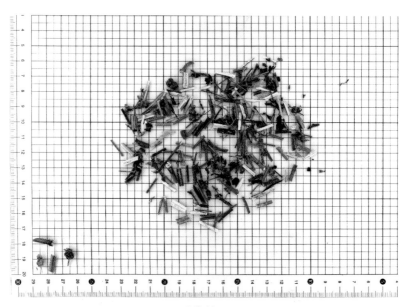

荆芥样品

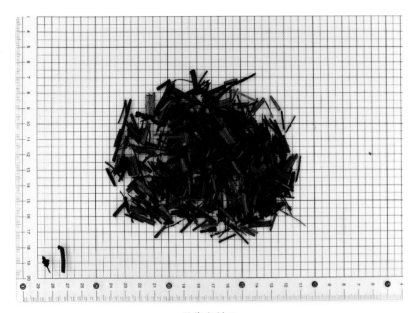

荆芥炭样品

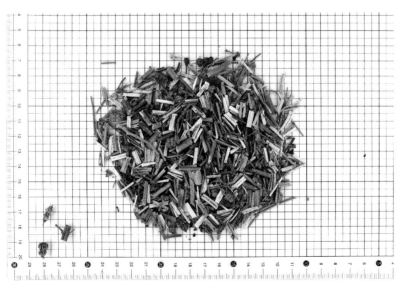

炒荆芥样品

茵　陈

质量需符合现行《中华人民共和国药典》及《浙江省中药炮制规范》要求。

◆ 一、性状标准

1.药典标准

【药材】　绵茵陈　多卷曲成团状,灰白色或灰绿色,全体密被白色茸毛,绵软如绒。茎细小,长 1.5~2.5cm,直径 0.1~0.2cm,除去表面白色茸毛后可见明显纵纹;质脆,易折断。叶具柄;展平后叶片呈一至三回羽状分裂,叶片长 1~3cm,宽约 1cm;小裂片卵形或稍呈倒披针形、条形,先端锐尖。气清香,味微苦。

花茵陈　茎呈圆柱形,多分枝,长 30~100cm,直径 2~8mm;表面淡紫色或紫色,有纵条纹,被短柔毛;体轻,质脆,断面类白色。叶密集,或多脱落;下部叶二至三回羽状深裂,裂片条形或细条形,两面密被白色柔毛;茎生叶一至二回羽状全裂,基部抱茎,裂片细丝状。头状花序卵形,多数集成圆锥状,长 1.2~1.5mm,直径 1.0~1.2mm,有短梗;总苞片 3~4 层,卵形,苞片 3 裂;外层雌花 6~10 个,可多达 15 个,内层两性花 2~10 个。瘦果长圆形,黄棕色。气芳香,味微苦。

【饮片】　茵陈　同药材。

2.省炮制规范标准

绵茵陈　多卷缩成团状。全体灰白色或灰绿色,密被白色柔毛,柔软如绒。茎圆柱形,具多数纵棱。叶具柄;叶片一至三回羽状分裂,小裂片线状倒披针形,边缘反卷。气香,味微苦。

花茵陈

滨蒿 呈段状。茎圆柱形,直径2~8mm,淡紫色或紫色,有纵条纹,被短柔毛;切面类白色。基生叶二至三回羽状深裂,裂片条形或细条形,两面密被灰白色柔毛;茎生叶一至二回羽状全裂,裂片丝状。头状花序卵形,长1.0~1.5mm,宽约1mm,有短梗;总苞片3~4层,苞片3裂。瘦果长圆形,黄棕色。气芳香,味微苦。

茵陈蒿 茎黄绿色。茎生叶裂片宽条形。头状花序较大,长1.5~2.0mm,宽1.0~1.5mm。

3.饮片规格等级

茵陈饮片规格等级			
炮制品名	国标编码	选货	统货
茵陈	06174450500707002	灰绿色,全体密被白色茸毛,气清香。老茎、杂质占比≤1%	老茎、杂质占比≤5%

二、选货样品

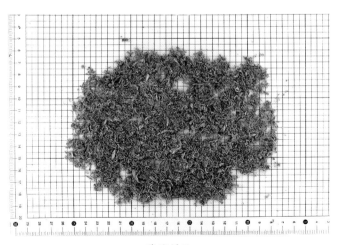

茵陈样品

绞股蓝

质量需符合现行《浙江省中药炮制规范》要求。

 一、性状标准

1.药典标准

无。

2.省炮制规范标准

绞股蓝　呈段状。茎细长,有棱。卷须生于叶腋。叶为鸟足状复叶,小叶5~7;小叶片椭圆状披针形至卵形,边缘有锯齿,两面脉上有时有短毛。花序圆锥状;花冠5裂。浆果球形,成熟时黑色。气微,味苦、淡或甘。

3.饮片规格等级

绞股蓝饮片规格等级			
炮制品名	国标编码	选货	统货
绞股蓝	06174050500104001	茎细长,色青绿,叶占比≥15%。无杂质	不规则的段,色灰绿或青绿。含杂率≤3%

二、选货样品

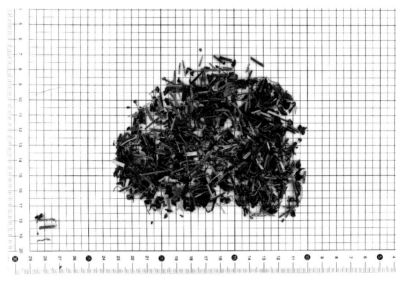

绞股蓝样品

积雪草

质量需符合现行《中华人民共和国药典》要求。

 一、性状标准

1.药典标准

【药材】　常卷缩成团状。根圆柱形,长2~4cm,直径1.0~1.5mm;表面浅黄色或灰黄色。茎细长弯曲,黄棕色,有细纵皱纹,节上常着生须状根。叶片多皱缩、破碎,完整者展平后呈近圆形或肾形,直径1~4cm;灰绿色,边缘有粗钝齿;叶柄长3~6cm,扭曲。伞形花序腋生,短小。双悬果扁圆形,有明显隆起的纵棱及细网纹,果梗甚短。气微,味淡。

【饮片】　积雪草　呈不规则的段。根圆柱形,表面浅黄色或灰黄色。茎细,黄棕色,有细纵皱纹,可见节,节上常着生须状根。叶片多皱缩、破碎,完整者展平后呈近圆形或肾形,灰绿色,边缘有粗钝齿。伞形花序短小。双悬果扁圆形,有明显隆起的纵棱及细网纹。气微,味淡。

2.省炮制规范标准

无。

3.饮片规格等级

积雪草饮片规格等级			
炮制品名	国标编码	选货	统货
积雪草	06164350100104009	叶偏绿。无杂草灰屑	杂草灰屑占比≤3%

◆ 二、选货样品

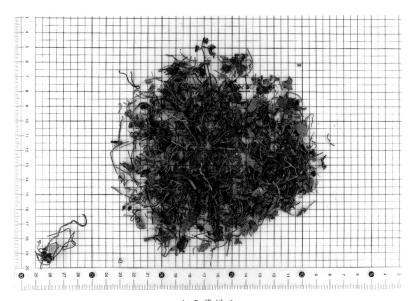

积雪草样品

益母草

质量需符合现行《中华人民共和国药典》要求。

 一、性状标准

1.药典标准

【药材】 **鲜益母草** 幼苗期无茎,基生叶圆心形,5~9浅裂,每裂片有2~3钝齿。花前期茎呈方柱形,上部多分枝,四面凹下成纵沟,长30~60cm,直径0.2~0.5cm;表面青绿色;质鲜嫩,断面中部有髓。叶交互对生,有柄;叶片青绿色,质鲜嫩,揉之有汁;下部茎生叶掌状3裂,上部叶羽状深裂或浅裂成3片,裂片全缘或具少数锯齿。气微,味微苦。

干益母草 茎表面灰绿色或黄绿色;体轻,质韧,断面中部有髓。叶片灰绿色,多皱缩、破碎,易脱落。轮伞花序腋生,小花淡紫色,花萼筒状,花冠二唇形。切段者长约2cm。

【饮片】 **干益母草** 呈不规则的段。茎方形,四面凹下成纵沟,灰绿色或黄绿色。切面中部有白髓。叶片灰绿色,多皱缩、破碎。轮伞花序腋生,花黄棕色,花萼筒状,花冠二唇形。气微,味微苦。

2.省炮制规范标准

无。

3.饮片规格等级

炮制品名	国标编码	选货	统货
干益母草	06172250500604002	茎灰绿色，叶多，花序少。无老茎	茎灰绿色或黄绿色

◇ 益母草饮片规格等级

二、选货样品

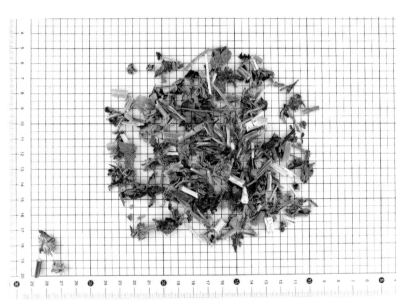

干益母草样品

麻　黄

质量需符合现行《中华人民共和国药典》要求。

一、性状标准

1.药典标准

【药材】　草麻黄　呈细长圆柱形,少分枝,直径1~2mm。有的带少量棕色木质茎。表面淡绿色至黄绿色,有细纵脊线,触之微有粗糙感。节明显,节间长2~6cm。节上有膜质鳞叶,长3~4mm;裂片2(稀3),锐三角形,先端灰白色,反曲,基部联合成筒状,红棕色。体轻,质脆,易折断,断面略呈纤维性,周边绿黄色,髓部红棕色,近圆形。气微香,味涩、微苦。

中麻黄　多分枝,直径1.5~3.0mm,有粗糙感。节上膜质鳞叶长2~3mm,裂片3(稀2),先端锐尖。断面髓部呈三角状圆形。

木贼麻黄　较多分枝,直径1.0~1.5mm,无粗糙感。节间长1.5~3.0cm。膜质鳞叶长1~2mm;裂片2(稀3),上部为短三角形,灰白色,先端多不反曲,基部棕红色至棕黑色。

【饮片】　麻黄　呈圆柱形的段。表面淡黄绿色至黄绿色,粗糙,有细纵脊线,节上有细小鳞叶。切面中心显红黄色。气微香,味涩、微苦。

蜜麻黄　形如麻黄段。表面深黄色,微有光泽,略具黏性。有蜜香气,味甜。

412

2.省炮制规范标准

无。

3.饮片规格等级

麻黄饮片规格等级			
炮制品名	国标编码	选货	统货
麻黄	06141021000104008	1.5~2.0cm的段,长短均一,表面淡绿色,玫瑰心明显	表面淡绿色至黄绿色
蜜麻黄	06141021000104350	1.5~2.0cm的段,长短均一	1~3cm的段

二、选货样品

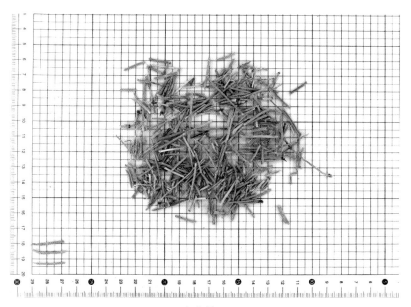

麻黄样品

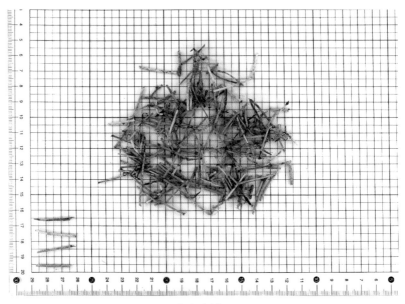

蜜麻黄样品

淫羊藿

质量需符合现行《中华人民共和国药典》及《浙江省中药炮制规范》要求。

一、性状标准

1.药典标准

【药材】 淫羊藿 二回三出复叶;小叶片卵圆形,长3~8cm,宽2~6cm;先端微尖,顶生小叶基部心形,两侧小叶较小,偏心形,外侧较大,呈耳状,边缘具黄色刺毛状细锯齿;上表面黄绿色,下表面灰绿色,主脉7~9条,基部有稀疏细长毛,细脉两面突起,网脉明显;小叶柄长1~5cm。叶片近革质。气微,味微苦。

箭叶淫羊藿 一回三出复叶,小叶片长卵形至卵状披针形,长4~12cm,宽2.5~5.0cm;先端渐尖,两侧小叶基部明显偏斜,外侧多呈箭形。下表面疏被粗短伏毛或近无毛。叶片革质。

柔毛淫羊藿 一回三出复叶;叶下表面及叶柄密被茸毛状柔毛。

朝鲜淫羊藿 二回三出复叶;小叶较大,长4~10cm,宽3.5~7.0cm,先端长尖。叶片较薄。

【饮片】 淫羊藿 呈丝片状。上表面绿色、黄绿色或浅黄色,下表面灰绿色,网脉明显,中脉及细脉凸出,边缘具黄色刺毛状细锯齿。近革质。气微,味微苦。

2.省炮制规范标准

淫羊藿

淫羊藿　呈段状。全体黄绿色至灰绿色。茎圆柱形。叶对生，二回三出复叶，小叶片近革质，先端微尖，顶生小叶基部心形，侧生小叶基部偏心形，外侧较大，呈耳状。边缘具黄色刺毛状锯齿，下面近基部有细疏长毛。气微，味微苦。

箭叶淫羊藿　一回三出复叶，小叶片革质，先端渐尖，两侧小叶基部明显偏心形，外侧呈箭形，下面疏被短伏毛或近无毛。

柔毛淫羊藿　小叶片下面及叶柄密被茸毛状柔毛。

朝鲜淫羊藿　小叶片纸质，先端长尖。

3.饮片规格等级

淫羊藿饮片规格等级			
炮制品名	国标编码	选货	统货
淫羊藿	06153920700206003	色绿。杂草占比≤1%	杂草占比≤3%

二、选货样品

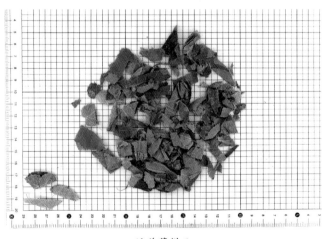

淫羊藿样品

紫花地丁

质量需符合现行《中华人民共和国药典》及《浙江省中药炮制规范》要求。

◆ 一、性状标准

1.药典标准

【药材】 多皱缩成团。主根长圆锥形,直径1~3mm;淡黄棕色,有细纵皱纹。叶基生,灰绿色,展平后叶片呈披针形或卵状披针形,长1.5~6.0cm,宽1~2cm;先端钝,基部截形或稍心形,边缘具钝锯齿,两面有毛;叶柄细,长2~6cm,上部具明显狭翅。花茎纤细;花瓣5,紫堇色或淡棕色;花距细管状。蒴果椭圆形或3裂,种子多数,淡棕色。气微,味微苦而稍黏。

【饮片】 紫花地丁 同药材,切碎。

2.省炮制规范标准

紫花地丁 呈段状。主根圆锥形,淡黄棕色,有细纵皱纹。托叶大部分与叶柄合生,淡绿色或苍白色;叶片灰绿色,舌形至三角状卵形,基部截形或心形,边缘具钝锯齿,两面具短柔毛。萼片5,附器短于萼片;花瓣5,侧瓣内侧有须毛至无须毛,下瓣距细管状。蒴果椭圆形,成熟时分裂为3果瓣,果瓣质硬而有棱脊,俗称"砻糠瓣",内有多数淡棕色细小的圆形种子。气微,味微苦而稍黏。

3.饮片规格等级

	紫花地丁饮片规格等级		
炮制品名	国标编码	选货	统货
紫花地丁	06161450100107000	叶绿,带根。无杂质	含杂率≤3%

二、选货样品

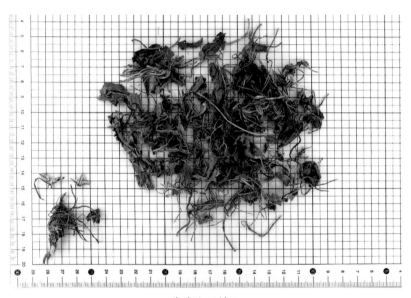

紫花地丁样品

浙紫花地丁

质量需符合现行《浙江省中药炮制规范》要求。

 一、性状标准

1.药典标准

无。

2.省炮制规范标准

浙紫花地丁

长萼堇菜 呈段状。主根圆锥形,淡黄棕色,有细纵皱纹。托叶大部分与叶柄合生,淡绿色或苍白色,微具紫褐色斑点;叶片灰绿色,三角状卵形或犁头形,基部截形或心形,边缘具钝锯齿,无毛。萼片5,附器3长2短,可与萼片等长;花瓣5,侧瓣内侧无须毛,下瓣距粗筒状。蒴果椭圆形,成熟时分裂为3果瓣,果瓣质硬而有棱脊,俗称"砻糠瓣",内有多数淡棕色细小的圆形种子。气微,味微苦而稍黏。

戟叶堇菜 主根灰棕色或棕褐色。托叶具紫褐色斑点;叶片三角状披针形或箭状披针形,无毛,有时具紫褐色小点。花瓣侧瓣内侧有须毛,下瓣距粗筒状。

3.饮片规格等级

浙紫花地丁饮片规格等级			
炮制品名	国标编码	选货	统货
浙紫花地丁	06161450100104009	叶绿,带根。无杂质	含杂率≤3%

二、选货样品

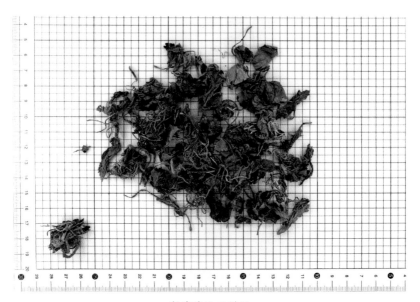

浙紫花地丁样品

蒲公英

质量需符合现行《中华人民共和国药典》要求。

 一、性状标准

1.药典标准

【药材】 呈长纺锤形,略弯曲,长 5~18cm,直径 0.5~2.0cm。表面黄白色至淡黄棕色,半透明,光滑或具深浅不等的纵皱纹,偶有残存的灰棕色外皮。质硬或柔润,有黏性,断面角质样,中柱黄白色。气微,味甜、微苦。

【饮片】 蒲公英 为不规则的段。根表面棕褐色,抽皱;根头部有棕褐色或黄白色的茸毛,有的已脱落。叶多皱缩破碎,绿褐色或暗灰绿色,完整者展平后呈倒披针形,先端尖或钝,边缘浅裂或羽状分裂,基部渐狭,下延呈柄状。头状花序,总苞片多层,花冠黄褐色或淡黄白色。有时可见具白色冠毛的长椭圆形瘦果。气微,味微苦。

2.省炮制规范标准

无。

3.饮片规格等级

蒲公英饮片规格等级			
炮制品名	国标编码	选货	统货
蒲公英	06174450100404004	叶绿褐色,可见根和头状花序,无异味。无杂草	叶绿褐色或暗灰色

二、选货样品

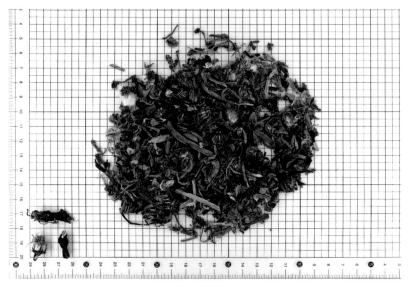

蒲公英样品

薄　荷

质量需符合现行《中华人民共和国药典》要求。

 一、性状标准

1.药典标准

【药材】 茎呈方柱形,有对生分枝,长15~40cm,直径0.2~0.4cm;表面紫棕色或淡绿色,棱角处具茸毛,节间长2~5cm;质脆,断面白色,髓部中空。叶对生,有短柄;叶片皱缩卷曲,完整者展平后呈宽披针形、长椭圆形或卵形,长2~7cm,宽1~3cm;上表面深绿色,下表面灰绿色,稀被茸毛,有凹点状腺鳞。轮伞花序腋生,花萼钟状,先端5齿裂,花冠淡紫色。揉搓后有特殊清凉香气,味辛凉。

【饮片】 薄荷 呈不规则的段。茎方柱形,表面紫棕色或淡绿色,具纵棱线,棱角处具茸毛。切面白色,中空。叶多破碎,上表面深绿色,下表面灰绿色,稀被茸毛。轮伞花序腋生,花萼钟状,先端5齿裂,花冠淡紫色。揉搓后有特殊清凉香气,味辛凉。

2.省炮制规范标准

无。

3.饮片规格等级

薄荷饮片规格等级			
炮制品名	国标编码	选货	统货
薄荷	06172250500704009	揉搓后有浓郁的特殊清凉香气。叶占比≥35%	叶占比≥30%

二、选货样品

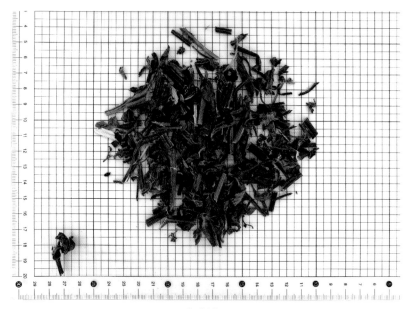

薄荷样品

花　类

三七花

质量需符合现行《浙江省中药炮制规范》要求。

 一、性状标准

1.药典标准

无。

2.省炮制规范标准

三七花 为半球形、球形的复伞形花序,具总花梗,直径 2~3mm,圆柱形,表面具细纵纹。小花呈伞形排列,小花梗长 1~15mm。花萼黄绿色,先端 5 齿裂,花冠黄绿色,5 裂。质脆易碎。气微,味甘、微苦。

3.饮片规格等级

	三七花饮片规格等级		
炮制品名	国标编码	选货	统货
三七花	06164230200100005	花序完整,大小均一,花序未开放率≥98%,色绿。无杂质	花序基本完整,花序未开放率≥90%,色绿或黄绿。含杂率≤3%

◆〉 二、选货样品

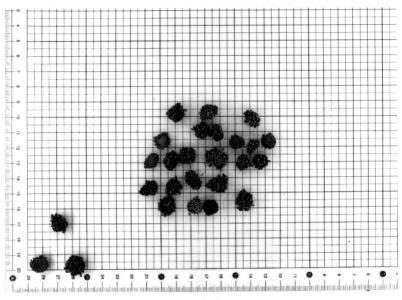

三七花样品

玉米须

质量需符合现行《浙江省中药炮制规范》要求。

 一、性状标准

1.药典标准

无。

2.省炮制规范标准

玉米须　花柱和柱头。呈线状,常集结成团。花柱长可达30cm,淡黄色至棕红色,有光泽;柱头短,2裂。质柔软。气微,味微甜。

3.饮片规格等级

玉米须饮片规格等级			
炮制品名	国标编码	选货	统货
玉米须	06191230100100000	无杂质,无异味	含杂率≤3%

二、选货样品

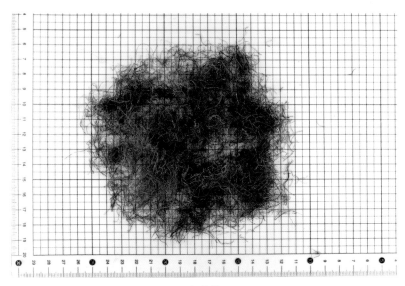

玉米须样品

代代花

质量需符合现行《浙江省中药炮制规范》要求。

 一、性状标准

1.药典标准

无。

2.省炮制规范标准

代代花 略呈长卵形,顶端稍膨大,长 1~2cm,有梗。花萼基部联合,先端 5 裂,灰绿色,有凹陷的小油点,内侧有毛;花瓣 5,覆瓦状抱合,黄白色或灰黄色,具棕色油点和纵脉;雄蕊多数,基部联合成数束;花柱合生呈柱状,子房倒卵形。体轻,质脆。气芳香,味微苦。

3.饮片规格等级

炮制品名	国标编码	选货	统货
代代花	06157030300200007	花蕾完整,偶见开放或破碎者,气香浓郁。无杂质	开放和破碎者占比 ≤10%。含杂率≤3%

◆ 二、选货样品

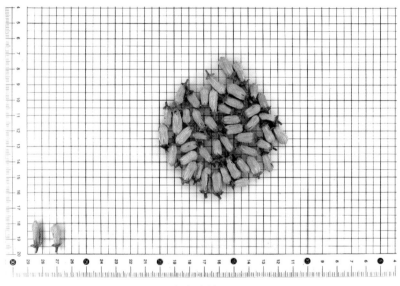

代代花样品

西红花

质量需符合现行《中华人民共和国药典》要求。

 一、性状标准

1.药典标准

【药材】 呈线形,三分枝,长约3cm。暗红色,上部较宽而略扁平,顶端边缘显不整齐的齿状,内侧有一短裂隙,下端有时残留一小段黄色花柱。体轻,质松软,无油润光泽,干燥后质脆易断。气特异,微有刺激性,味微苦。

【饮片】 西红花 同药材。

2.省炮制规范标准

无。

3.饮片规格等级

炮制品名	国标编码	一等	二等	三等
西红花	06193330600100000	长度≥1.8cm,无残留黄色花柱。断碎率≤5%	长度≥1.5cm,残留黄色花柱≤0.1cm。断碎率≤10%	长度≥1.2cm,残留黄色花柱≤0.2cm。断碎率≤30%

◆ 二、一等样品

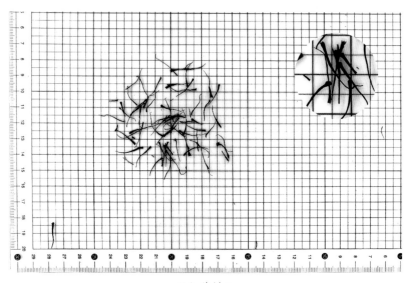

西红花样品

合欢花

质量需符合现行《中华人民共和国药典》要求。

 一、性状标准

1.药典标准

【药材】 合欢花 头状花序,皱缩成团。总花梗长 3~4cm,有时与花序脱离,黄绿色,有纵纹,被稀疏毛茸。花全体密被毛茸,细长而弯曲,长 0.7~1.0cm,淡黄色或黄褐色,无花梗或几无花梗。花萼筒状,先端有 5 小齿;花冠筒长约为萼筒的 2 倍,先端 5 裂,裂片披针形;雄蕊多数,花丝细长,黄棕色至黄褐色,下部合生,上部分离,伸出花冠筒外。气微香,味淡。

合欢米 呈棒槌状,长 2~6mm,膨大部分直径约 2mm,淡黄色至黄褐色,全体被毛茸,花梗极短或无。花萼筒状,先端有 5 小齿;花冠未开放;雄蕊多数,细长并弯曲,基部连合,包于花冠内。气微香,味淡。

【饮片】 合欢花 同药材。

2.省炮制规范标准

无。

3.饮片规格等级

合欢花饮片规格等级			
炮制品名	国标编码	选货	统货
合欢花	06156330300100002	合欢米	合欢花

◆ 二、选货样品

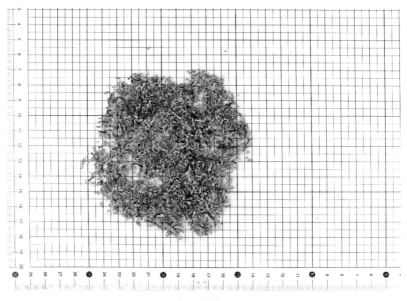

合欢米样品

红　花

质量需符合现行《中华人民共和国药典》要求。

 一、性状标准

1.药典标准

【药材】　为不带子房的管状花,长1~2cm。表面红黄色或红色。花冠筒细长,先端5裂,裂片呈狭条形,长5~8mm;雄蕊5,花药聚合成筒状,黄白色;柱头长圆柱形,顶端微分叉。质柔软。气微香,味微苦。

【饮片】　红花　同药材。

2.省炮制规范标准

无。

3.饮片规格等级

红花饮片规格等级			
炮制品名	国标编码	选货	统货
红花	06174430200100006	色泽均一。无种子、枝叶	种子、枝叶等杂质占比≤3%

◆ 二、选货样品

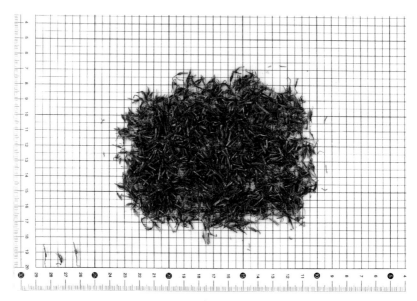

红花样品

佛手花

质量需符合现行《浙江省中药炮制规范》要求。

 一、性状标准

1.药典标准

无。

2.省炮制规范标准

佛手花　花萼杯状,淡黄棕色或淡棕褐色,常有凹陷的油点;花瓣5,长披针形,多反卷,长1.0~1.2cm,宽3~5mm,淡黄色,散生棕褐色的小油点,质厚,易脱落;雄蕊多数,黄白色,着生于花盘周围;两性花花柱分裂呈指头状。花蕾色较深。体轻,质脆。气香,味微苦。

3.饮片规格等级

佛手花饮片规格等级			
炮制品名	国标编码	选货	统货
佛手花	06157030200100001	花蕾完整,开放和破碎者占比≤15%,香气浓郁。无杂质	花或花蕾。含杂率≤3%

二、选货样品

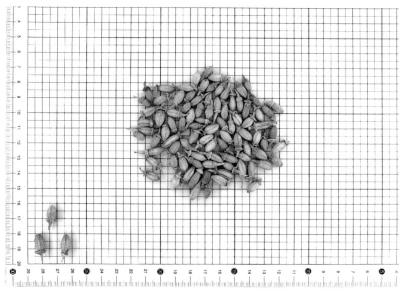

佛手花样品

辛　夷

质量需符合现行《中华人民共和国药典》要求。

一、性状标准

1.药典标准

【药材】　**望春花**　呈长卵形,似毛笔头,长1.2~2.5cm,直径0.8~1.5cm。基部常具短梗,长约5mm,梗上有类白色点状皮孔。苞片2~3层,每层2片,两层苞片间有小鳞芽,苞片外表面密被灰白色或灰绿色茸毛,内表面类棕色,无毛。花被片9,棕色,外轮花被片3,条形,约为内两轮长的1/4,呈萼片状,内两轮花被片6,每轮3,轮状排列。雄蕊和雌蕊多数,螺旋状排列。体轻,质脆。气芳香,味辛凉而稍苦。

玉兰　长1.5~3.0cm,直径1.0~1.5cm。基部枝梗较粗壮,皮孔浅棕色。苞片外表面密被灰白色或灰绿色茸毛。花被片9,内外轮同型。

武当玉兰　长2~4cm,直径1~2cm。基部枝梗粗壮,皮孔红棕色。苞片外表面密被淡黄色或淡黄绿色茸毛,有的最外层苞片茸毛已脱落而呈黑褐色。花被片10~12(15),内外轮无显著差异。

【饮片】　**辛夷**　同药材。

2.省炮制规范标准

无。

3.饮片规格等级

辛夷饮片规格等级			
炮制品名	国标编码	选货	统货
辛夷	06154130300100000	花蕾长 1.2~2.5cm，完整无破碎，灰绿色，花梗长≤0.5cm。无杂质	花蕾长 1.2~4.0cm。含杂率≤3%

二、选货样品

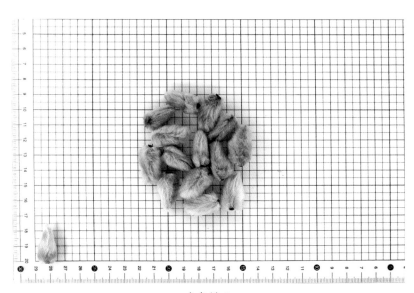

辛夷样品

玫瑰花

质量需符合现行《中华人民共和国药典》要求。

 一、性状标准

1.药典标准

【药材】 略呈半球形或不规则团状,直径0.7~1.5cm。残留花梗上被细柔毛,花托半球形,与花萼基部合生;萼片5,披针形,黄绿色或棕绿色,被有细柔毛;花瓣多皱缩,展平后宽卵形,呈覆瓦状排列,紫红色,有的黄棕色;雄蕊多数,黄褐色;花柱多数,柱头在花托口集成头状,略突出,短于雄蕊。体轻,质脆。气芳香浓郁,味微苦涩。

【饮片】 玫瑰花 同药材。

2.省炮制规范标准

无。

3.饮片规格等级

玫瑰花饮片规格等级				
炮制品名	国标编码	一等	二等	三等
玫瑰花	0615613030 0100008	花蕾肥壮饱满,大小匀整,直径0.7~1.0cm,花瓣紫色,气芳香浓郁。完整花蕾率≥80%,残梗率≤3%。含杂率≤1.5%	花蕾饱满,大小较匀整,直径1.0~1.5cm,花瓣紫红色,气芳香。完整花蕾率≥70%,残梗率≤5%。含杂率≤2%	完整花蕾率≥60%,残梗率≤8%。含杂率≤3%

◇◆ 二、一等样品

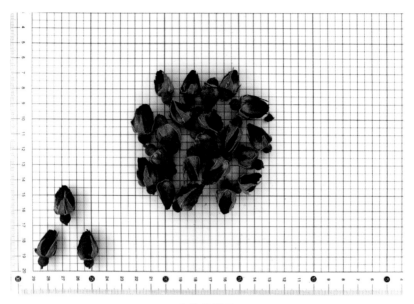

玫瑰花样品

金银花

质量需符合现行《中华人民共和国药典》要求。

 一、性状标准

1.药典标准

【药材】 花蕾或带初开放的花。呈棒状,上粗下细,略弯曲,长2~3cm,上部直径约3mm,下部直径约1.5mm。表面黄白色或绿白色(贮久色渐深),密被短柔毛。偶见叶状苞片。花萼绿色,先端5裂,裂片有毛,长约2mm。开放者花冠筒状,先端二唇形;雄蕊5,附于筒壁,黄色;雌蕊1,子房无毛。气清香,味淡、微苦。

【饮片】 金银花 同药材。

2.省炮制规范标准

无。

3.饮片规格等级

炮制品名	国标编码	一等	二等	三等
金银花	06173630200200008	花蕾,黄白色或青色。无叶,无黑头,无黑条及破碎	花蕾,初开放的花占比≤10%,浅黄色或绿白色。叶占比≤1%,黑头及黑条者占比≤1%	花蕾,初开放的花占比≤30%。叶占比≤1.5%,黑头及黑条者占比≤3%

◆ 二、一等样品

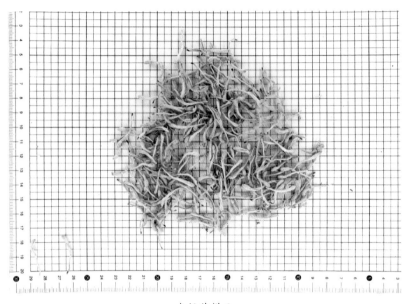

金银花样品

厚朴花

质量需符合现行《中华人民共和国药典》要求。

 一、性状标准

1.药典标准

【药材】 呈长圆锥形,长 4~7cm,基部直径 1.5~2.5cm。红棕色至棕褐色。花被多为 12 片,肉质,外层的呈长方倒卵形,内层的呈匙形。雄蕊多数,花药条形,淡黄棕色,花丝宽而短。心皮多数,分离,螺旋状排列于圆锥形的花托上。花梗长 0.5~2.0cm,密被灰黄色茸毛,偶无毛。质脆,易破碎。气香,味淡。

【饮片】 厚朴花 同药材。

2.省炮制规范标准

无。

3.饮片规格等级

炮制品名	国标编码	选货	统货
厚朴花	06154130300200007	花朵完整率≥70%,花梗长≤1cm	花朵完整率≥60%,花梗长≤2cm

二、选货样品

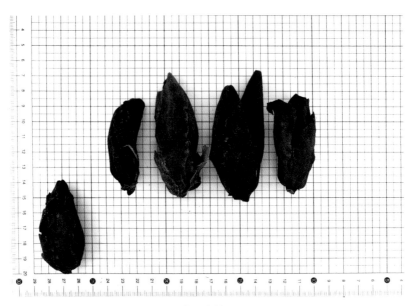

厚朴花样品

夏枯草

质量需符合现行《中华人民共和国药典》及《浙江省中药炮制规范》要求。

一、性状标准

1.药典标准

【药材】 呈圆柱形,略扁,长 1.5~8.0cm,直径 0.8~1.5cm;淡棕色至棕红色。全穗由数轮至 10 数轮宿萼与苞片组成,每轮有对生苞片 2 片,呈扇形,先端尖尾状,脉纹明显,外表面有白毛。每一苞片内有花 3 朵,花冠多已脱落,宿萼二唇形,内有小坚果 4 枚,卵圆形,棕色,尖端有白色突起。体轻。气微,味淡。

2.省炮制规范标准

夏枯草 呈圆柱形,略扁,长 1.5~8.0cm,直径 0.8~1.5cm;淡棕色至棕红色。全穗由数轮至 10 数轮宿萼与苞片组成,每轮有对生苞片 2 片,呈扇形,先端尖尾状,脉纹明显,外表面有白毛。每一苞片内有花 3 朵,花冠多已脱落,宿萼二唇形,内有小坚果 4 枚,卵圆形,棕色,尖端有白色突起。体轻。气微,味淡。

3.饮片规格等级

	夏枯草饮片规格等级		
炮制品名	国标编码	选货	统货
夏枯草	06172240200300007	长2.5~8.0cm,直径1.0~1.5cm,穗梗长≤0.5cm。无叶片,无杂质	长1.5~8.0cm,直径0.8~1.5cm,穗梗长≤1cm。含杂率≤3%

二、选货样品

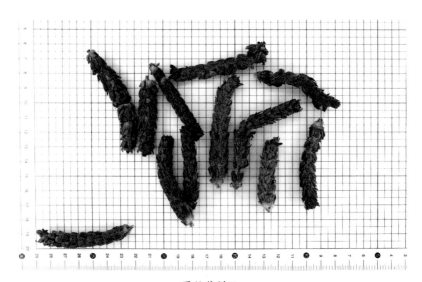

夏枯草样品

菊　花

质量需符合现行《中华人民共和国药典》及《浙江省中药炮制规范》要求。

◆ 一、性状标准

1.药典标准

【药材】　**亳菊**　呈倒圆锥形或圆筒形,有时稍压扁呈扇形,直径1.5~3.0cm,离散。总苞碟状;总苞片3~4层,卵形或椭圆形,草质,黄绿色或褐绿色,外面被柔毛,边缘膜质。花托半球形,无托片或托毛。舌状花数层,雌性,位于外围,类白色,劲直,上举,纵向折缩,散生金黄色腺点;管状花多数,两性,位于中央,为舌状花所隐藏,黄色,顶端5齿裂。瘦果不发育,无冠毛。体轻,质柔润,干时松脆。气清香,味甘、微苦。

滁菊　呈不规则球形或扁球形,直径1.5~2.5cm。舌状花类白色,不规则扭曲,内卷,边缘皱缩,有时可见淡褐色腺点;管状花大多隐藏。

贡菊　呈扁球形或不规则球形,直径1.5~2.5cm。舌状花白色或类白色,斜升,上部反折,边缘稍内卷而皱缩,通常无腺点;管状花少,外露。

杭菊　呈碟形或扁球形,直径2.5~4.0cm,常数个相连成片。舌状花类白色或黄色,平展或微折叠,彼此粘连,通常无腺点;管状花多数,外露。

怀菊 呈不规则球形或扁球形,直径 1.5~2.5cm。多数为舌状花,舌状花类白色或黄色,不规则扭曲,内卷,边缘皱缩,有时可见腺点;管状花大多隐藏。

【饮片】 菊花 同药材。

2.省炮制规范标准

菊花

杭菊 呈蝶形或扁球形,直径 2.5~4.0cm,常数个相连成片。总苞蝶状;总苞片 3~4 层,卵形或椭圆形,草质,黄绿色或褐绿色,外面被柔毛,边缘膜质。花托半球形,无托片或托毛。舌状花类白色或黄色,平展或微折叠,彼此粘连,通常无腺点;管状花多数,外露。瘦果不发育,无冠毛。体轻,质柔润,干时松脆。气清香,味甘、微苦。

亳菊 呈倒圆锥形或圆筒形,有时稍压扁呈扇形,直径 1.5~3.0cm,离散。

舌状花数层,雌性,位于外围,类白色,劲直,上举,纵向折缩,散生金黄色腺点;管状花多数,两性,位于中央,为舌状花所隐藏,黄色,顶端 5 齿裂。

滁菊 呈不规则球形或扁球形,直径 1.5~2.5cm。舌状花类白色,不规则扭曲,内卷,边缘皱缩,有时可见淡褐色腺点;管状花大多隐藏。

贡菊 呈扁球形或不规则球形,直径 1.5~2.5cm。舌状花白色或类白色,斜生,上部反折,边缘稍内卷而皱缩,通常无腺点;管状花少,外露。

怀菊 呈不规则球形或扁球形,直径 1.5~2.5cm。多数为舌状花,舌状花类白色或黄色,不规则扭曲,内卷,边缘皱缩,有时可见腺点;管状花大多隐藏。

3.饮片规格等级

炮制品名	国标编码	选货	统货
菊花	06174430100200004	碎朵率≤5%，潽汤、花梗、枝叶占比≤3%	碎朵率≤30%，潽汤、花梗、枝叶占比≤5%
		管状花大小均匀（杭菊）	—

菊花饮片规格等级

◆ 二、选货样品

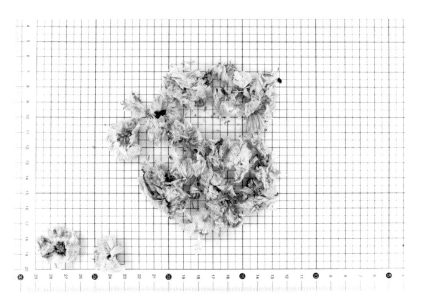

菊花样品

梅 花

质量需符合现行《中华人民共和国药典》及《浙江省中药炮制规范》要求。

◆ 一、性状标准

1.药典标准

【药材】 呈类球形,直径3~6mm,有短梗。苞片数层,鳞片状,棕褐色。花萼5,灰绿色或棕红色。花瓣5或多数,黄白色或淡粉红色。雄蕊多数;雌蕊1,子房密被细柔毛。质轻。气清香,味微苦、涩。

【饮片】 梅花 同药材。

2.省炮制规范标准

梅花 呈类球形,直径3~6mm。苞片数层,鳞片状,棕褐色;花萼5,灰绿色或棕红色;花瓣5或多数,黄白色或棕红色;雄蕊多数;雌蕊多为1,子房密被细柔毛。体轻。气清香,味微苦、涩。

3.饮片规格等级

梅花饮片规格等级			
炮制品名	国标编码	选货	统货
梅花	06156130300200005	花蕾占比≥85%,花萼灰绿色	花蕾或初开放的花

◆ 二、选货样品

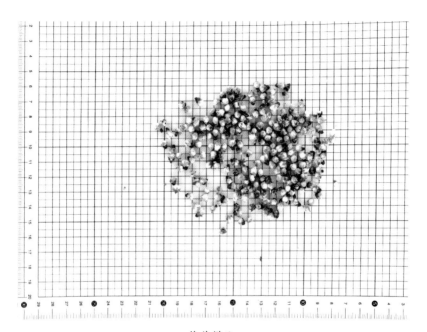

梅花样品

野菊花

质量需符合现行《中华人民共和国药典》要求。

 一、性状标准

1.药典标准

【药材】 呈类球形,直径0.3~1.0cm,棕黄色。总苞由4~5层苞片组成,外层苞片卵形或条形,外表面中部灰绿色或浅棕色,通常被白毛,边缘膜质;内层苞片长椭圆形,膜质,外表面无毛。总苞基部有的残留总花梗。舌状花1轮,黄色至棕黄色,皱缩卷曲;管状花多数,深黄色。体轻。气芳香,味苦。

【饮片】 野菊花 同药材。

2.省炮制规范标准

无。

3.饮片规格等级

野菊花饮片规格等级			
炮制品名	国标编码	选货	统货
野菊花	06174430100300001	花序完整,直径0.3~0.8cm,无碎末。焦黑者及杂质占比≤2%	直径 0.3~1.0cm。含杂率≤3%

◆ 二、选货样品

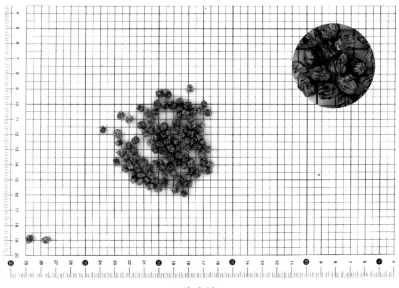

野菊花样品

旋覆花

质量需符合现行《中华人民共和国药典》要求。

 一、性状标准

1.药典标准

【药材】 呈扁球形或类球形,直径1~2cm。总苞由多数苞片组成,呈覆瓦状排列,苞片披针形或条形,灰黄色,长4~11mm;总苞基部有时残留花梗,苞片及花梗表面被白色茸毛,舌状花1列,黄色,长约1cm,多卷曲,常脱落,先端3齿裂;管状花多数,棕黄色,长约5mm,先端5齿裂;子房顶端有多数白色冠毛,长5~6mm。有的可见椭圆形小瘦果。体轻,易散碎。气微,味微苦。

【饮片】 旋覆花 呈扁球形或类球形,直径1~2cm。总苞由多数苞片组成,呈覆瓦状排列,苞片披针形或条形,灰黄色,长4~11mm;总苞基部有时残留花梗,苞片及花梗表面被白色茸毛,舌状花1列,黄色,长约1cm,多卷曲,常脱落,先端3齿裂;管状花多数,棕黄色,长约5mm,先端5齿裂;子房顶端有多数白色冠毛,长5~6mm。有的可见椭圆形小瘦果。体轻,易散碎。气微,味微苦。

2.省炮制规范标准

无。

3.饮片规格等级

炮制品名	国标编码	选货	统货
旋覆花	06174430100100007	无梗及叶片。无杂质	花梗杂质占比≤3%

（表题：旋覆花饮片规格等级）

二、选货样品

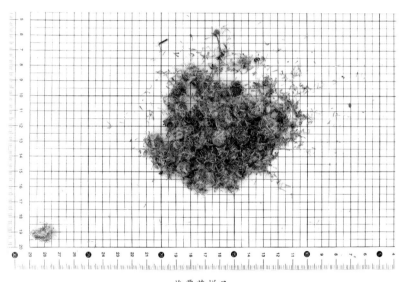

旋覆花样品

款冬花

质量需符合现行《中华人民共和国药典》要求。

 一、性状标准

1.药典标准

【药材】 呈长圆棒状。单生或2~3个基部连生,长1.0~2.5cm,直径0.5~1.0cm。上端较粗,下端渐细或带有短梗,外面被有多数鱼鳞状苞片。苞片外表面紫红色或淡红色,内表面密被白色絮状茸毛。体轻,撕开后可见白色茸毛。气香,味微苦而辛。

【饮片】 款冬花 同药材。

蜜款冬花 形如款冬花,表面棕黄色或棕褐色,稍带黏性。具蜜香气,味微甜。

2.省炮制规范标准

无。

3.饮片规格等级

炮制品名	国标编码	选货	统货
款冬花	06174430300100005	总花梗长≤2cm。开头(花序顶端呈开放状)、黑头(花序顶端颜色变深,呈褐色、黑褐色)者占比均不超过3%	开头、黑头者占比均不超过5%

款冬花饮片规格等级

续表

炮制品名	国标编码	选货	统货
款冬花饮片规格等级			
蜜款冬花	0617443030010357	总花梗长≤2cm，开头（花序顶端呈开放状）、黑头（花序顶端颜色变深，呈褐色、黑褐色）者占比均不超过3%	开头、黑头者占比均不超过5%

二、选货样品

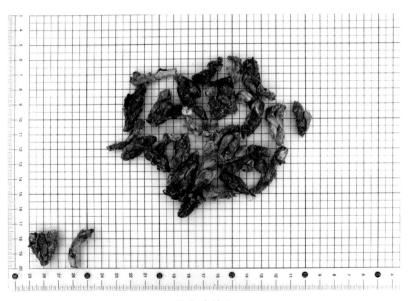

款冬花样品

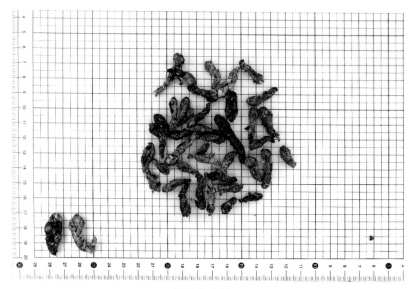

蜜款冬花样品

叶　类

艾　叶

质量需符合现行《中华人民共和国药典》及《浙江省中药炮制规范》要求。

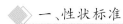 一、性状标准

1.药典标准

【药材】　多皱缩、破碎,有短柄。完整叶片展平后呈卵状椭圆形,羽状深裂,裂片椭圆状披针形,边缘有不规则的粗锯齿;上表面灰绿色或深黄绿色,有稀疏的柔毛和腺点;下表面密生灰白色茸毛。质柔软。气清香,味苦。

【饮片】　艾叶　同药材。

2.省炮制规范标准

艾叶炭　表面焦黑色。略具焦气,味苦。

3.饮片规格等级

艾叶饮片规格等级			
炮制品名	国标编码	选货	统货
艾叶	06174420700100002	气清香明显。无枯叶、枝梗	含杂率≤3%
艾叶炭	06174420700100415	无枯叶、枝梗	含杂率≤3%

二、选货样品

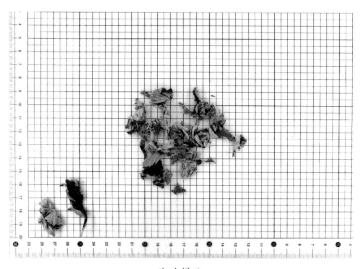

艾叶样品

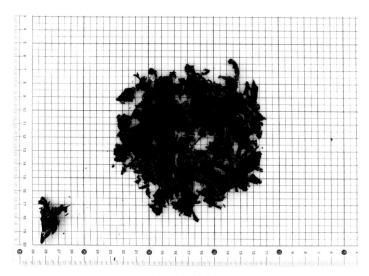

艾叶炭样品

皮　类

白鲜皮

质量需符合现行《中华人民共和国药典》及《浙江省中药炮制规范》要求。

一、性状标准

1.药典标准

【药材】 呈卷筒状,长5~15cm,直径1~2cm,厚0.2~0.5cm。外表面灰白色或淡灰黄色,具细纵皱纹和细根痕,常有突起的颗粒状小点;内表面类白色,有细纵纹。质脆,折断时有粉尘飞扬,断面不平坦,略呈层片状,剥去外层,迎光可见闪烁的小亮点。有羊膻气,味微苦。

【饮片】 白鲜皮 呈不规则的厚片。外表皮灰白色或淡灰黄色,具细纵皱纹及细根痕,常有突起的颗粒状小点;内表面类白色,有细纵纹。切面类白色,略呈层片状。有羊膻气,味微苦。

2.省炮制规范标准

白鲜皮 为圆形或半圆形的薄片,皮部厚2~5mm。外表面灰白色或浅灰黄色,有颗粒状的疣点,偶具细纵纹及细根痕;内表面黄白色,有细纵纹。切面黄白色,有裂隙状层纹。质脆。具羊膻气,味微苦。

3.饮片规格等级

	白鲜皮饮片规格等级		
炮制品名	国标编码	选货	统货
白鲜皮	06157020600103009	厚 0.3~0.5cm。抽心率≥99%	厚 0.2~0.5cm。抽心率≥95%

二、选货样品

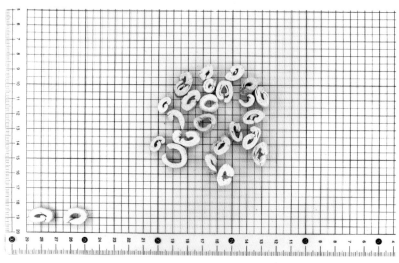

白鲜皮样品

瓜蒌皮

质量需符合现行《中华人民共和国药典》及《浙江省中药炮制规范》要求。

 一、性状标准

1.药典标准

【药材】 常切成2至数瓣,边缘向内卷曲,长6~12cm。外表面橙红色或橙黄色,皱缩,有的有残存果梗;内表面黄白色。质较脆,易折断。具焦糖气,味淡、微酸。

【饮片】 瓜蒌皮 呈丝条状,边缘向内卷曲。外表面橙红色或橙黄色,皱缩,有时可见残存果梗;内表面黄白色。质较脆,易折断。具焦糖气,味淡、微酸。

2.省炮制规范标准

瓜蒌皮 为丝状。外表面橙红色或橙黄色,较光滑;内表面黄白色,有橙黄色丝络。质较脆,易折断。具焦糖气,味淡、微酸。

3.饮片规格等级

瓜蒌皮饮片规格等级			
炮制品名	国标编码	选货	统货
瓜蒌皮	06174040400306001	无残存果梗	偶见残存果梗

二、选货样品

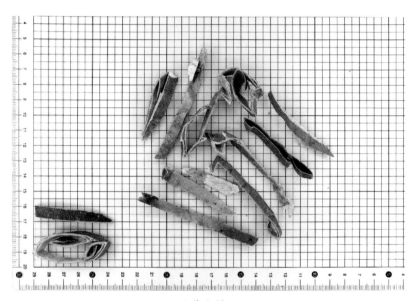

瓜蒌皮样品

地骨皮

质量需符合现行《中华人民共和国药典》及《浙江省中药炮制规范》要求。

一、性状标准

1.药典标准

【药材】 呈筒状或槽状,长 3~10cm,宽 0.5~1.5cm,厚 0.1~0.3cm。外表面灰黄色至棕黄色,粗糙,有不规则纵裂纹,易成鳞片状剥落。内表面黄白色至灰黄色,较平坦,有细纵纹。体轻,质脆,易折断,断面不平坦,外层黄棕色,内层灰白色。气微,味微甘而后苦。

【饮片】 **地骨皮** 呈筒状或槽状,长短不一。外表面灰黄色至棕黄色,粗糙,有不规则纵裂纹,易成鳞片状剥落。内表面黄白色至灰黄色,较平坦,有细纵纹。体轻,质脆,易折断,断面不平坦,外层黄棕色,内层灰白色。气微,味微甘而后苦。

2.省炮制规范标准

地骨皮 呈筒状、槽状或不规则的碎片,厚 0.1~0.3cm。外表面灰黄色至棕黄色,粗糙,有不规则纵裂纹,易呈鳞片状剥落;内表面黄白色至灰黄色,较平坦,有细纵纹。体轻,质脆,断面不平坦,外层黄棕色,内层灰白色,常可见白色晶状物。气微,味微甘而后苦。

3.饮片规格等级

炮制品名	国标编码	选货	统货
地骨皮饮片规格等级			
地骨皮	06172320600100008	无杂质（木心），0.5cm 以下的碎块占比≤10%	0.5cm 以下的碎块占比≤30%

二、选货样品

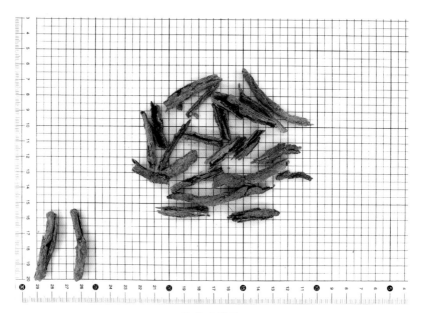

地骨皮样品

肉　桂

质量需符合现行《中华人民共和国药典》及《浙江省中药炮制规范》要求。

◈ 一、性状标准

1.药典标准

【药材】　应呈槽状或卷筒状,长30~40cm,宽或直径3~10cm,厚0.2~0.8cm。外表面灰棕色,稍粗糙,有不规则的细皱纹和横向突起的皮孔,有的可见灰白色的斑纹;内表面红棕色,略平坦,有细纵纹,划之显油痕。质硬而脆,易折断,断面不平坦,外层棕色而较粗糙,内层红棕色而油润,两层间有1条黄棕色的线纹。气香浓烈,味甜、辣。

【饮片】　肉桂　同药材。

2.省炮制规范标准

肉桂　多为卷曲状的片或丝,厚0.2~0.8cm。外表面灰棕色,稍粗糙;内表面红棕色,平滑,用指甲刻划可见油痕。切面外层棕色,较粗糙,内层红棕色而油润,两层间有1条黄棕色石细胞组成的线纹。质硬而脆。气香浓烈,味先甜后辣。

3.饮片规格等级

炮制品名	国标编码	一等	二等	三等
肉桂	0615452050010007	厚0.4~0.8cm，味甜润、辛辣。无粗皮	厚0.3~0.8cm	厚0.2~0.8cm

二、一等样品

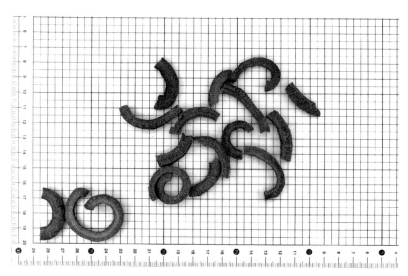

肉桂样品

合欢皮

质量需符合现行《中华人民共和国药典》要求。

 一、性状标准

1.药典标准

【药材】 呈卷曲筒状或半筒状,长 40~80cm,厚 0.1~0.3cm。外表面灰棕色至灰褐色,稍有纵皱纹,有的成浅裂纹,密生明显的椭圆形横向皮孔,棕色或棕红色,偶有突起的横棱或较大的圆形枝痕,常附有地衣斑;内表面淡黄棕色或黄白色,平滑,有细密纵纹。质硬而脆,易折断,断面呈纤维性片状,淡黄棕色或黄白色。气微香,味淡、微涩、稍刺舌,而后喉头有不适感。

【饮片】 合欢皮 呈弯曲的丝或块片状。外表面灰棕色至灰褐色,稍有纵皱纹,密生明显的椭圆形横向皮孔,棕色或棕红色。内表面淡黄棕色或黄白色,平滑,具细密纵纹。切面呈纤维性片状,淡黄棕色或黄白色。气微香,味淡、微涩、稍刺舌,而后喉头有不适感。

2.省炮制规范标准

无。

3.饮片规格等级

炮制品名	国标编码	选货	统货
合欢皮	06156320500106003	厚 0.2~0.3cm	厚 0.1~0.3cm

合欢皮饮片规格等级

二、选货样品

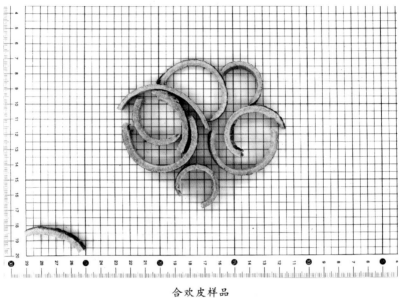

合欢皮样品

杜　仲

质量需符合现行《中华人民共和国药典》要求。

 一、性状标准

1.药典标准

【药材】　呈板片状或两边稍向内卷,大小不一,厚3~7mm。外表面淡棕色或灰褐色,有明显的皱纹或纵裂槽纹,有的树皮较薄,未去粗皮,可见明显的皮孔。内表面暗紫色,光滑。质脆,易折断,断面有细密、银白色、富弹性的橡胶丝相连。气微,味稍苦。

【饮片】　**盐杜仲**　形如杜仲块或丝,表面黑褐色,内表面褐色,折断时胶丝弹性较差。味微咸。

2.省炮制规范标准

无。

3.饮片规格等级

杜仲饮片规格等级			
炮制品名	国标编码	选货	统货
盐杜仲	06155920500106334	厚4~7mm,无粗皮	厚3~7mm

◆ 二、选货样品

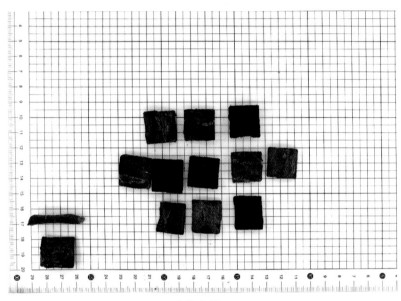

盐杜仲样品

牡丹皮

质量需符合现行《中华人民共和国药典》及《浙江省中药炮制规范》要求。

一、性状标准

1.药典标准

【药材】　连丹皮　呈筒状或半筒状,有纵剖开的裂缝,略向内卷曲或张开,长5~20cm,直径0.5~1.2cm,厚0.1~0.4cm。外表面灰褐色或黄褐色,有多数横长皮孔样突起和细根痕,栓皮脱落处粉红色;内表面淡灰黄色或浅棕色,有明显的细纵纹,常见发亮的结晶。质硬而脆,易折断,断面较平坦,淡粉红色,粉性。气芳香,味微苦而涩。

刮丹皮　外表面有刮刀削痕,外表面红棕色或淡灰黄色,有时可见灰褐色斑点状残存外皮。

【饮片】　牡丹皮　呈圆形或卷曲形的薄片。连丹皮外表面灰褐色或黄褐色,栓皮脱落处粉红色;刮丹皮外表面红棕色或淡灰黄色。内表面有时可见发亮的结晶。切面淡粉红色,粉性。气芳香,味微苦而涩。

2.省炮制规范标准

炒牡丹皮　呈圆形或卷曲形的薄片,中空,直径0.5~1.2cm。外表面灰黄色或棕褐色,微具焦斑;内表面灰黄色或浅棕色,有时可见发亮的结晶。切面呈淡黄色,粉性。质轻而脆。气芳香,味微苦而涩。

牡丹皮炭 表面焦黑色，内部棕褐色。质松脆。略具焦气，味苦。

3.饮片规格等级

	牡丹皮饮片规格等级		
炮制品名	国标编码	选货	统货
牡丹皮	0615372060010 2005	厚 0.2~0.4cm，粉性足，香气浓郁。无木心。含杂率≤1%	厚 0.1~0.4cm，有粉性，有香气。抽心率≥97%。含杂率≤3%
炒牡丹皮	0615372060010 0117	厚 0.2~0.4cm。无木心。含杂率≤1%	厚 0.1~0.4cm。抽心率≥97%。含杂率≤3%
牡丹皮炭	0615372060010 2418	厚 0.2~0.4cm。无木心。含杂率≤1%	厚 0.1~0.4cm。抽心率≥97%。含杂率≤3%

二、选货样品

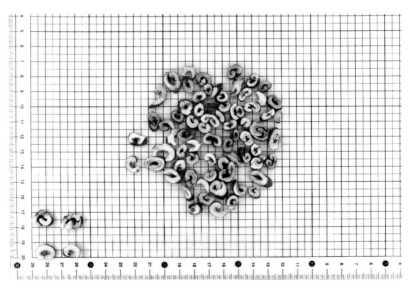

牡丹皮样品

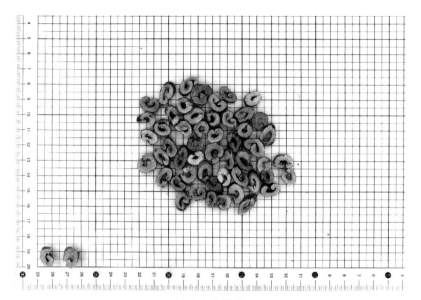

炒牡丹皮样品

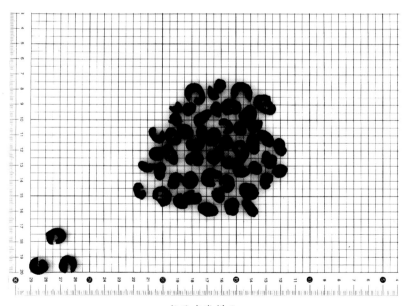

牡丹皮炭样品

佛 手

质量需符合现行《中华人民共和国药典》及《浙江省中药炮制规范》要求。

一、性状标准

1.药典标准

【药材】 为类椭圆形或卵圆形的薄片,常皱缩或卷曲,长6~10cm,宽3~7cm,厚0.2~0.4cm。顶端稍宽,常有3~5个手指状的裂瓣,基部略窄,有的可见果梗痕。外皮黄绿色或橙黄色,有皱纹和油点。果肉浅黄白色或浅黄色,散有凹凸不平的线状或点状维管束。质硬而脆,受潮后柔韧。气香,味微甜后苦。

【饮片】 **佛手** 为类椭圆形、卵圆形的薄片或不规则的丝条,常皱缩或卷曲。薄片长6~10cm,宽3~7cm,厚0.2~0.4cm;顶端稍宽,常有3~5个手指状的裂瓣,基部略窄,有的可见果梗痕。丝长0.4~10.0cm,宽0.2~1.0cm,厚0.2~0.4cm。外皮黄绿色或橙黄色,有皱纹和油点。果肉浅黄白色或浅黄色,散有凹凸不平的线状或点状维管束。质硬而脆,受潮后柔韧。气香,味微甜后苦。

2.省炮制规范标准

佛手 呈丝条状或小片块。外果皮表面黄绿色或橙黄色,有皱纹及油室。切面外果皮内侧可见下凹的油室,果肉浅黄白色,粗糙,散生线状或点状的维管束。质硬而脆,受潮后柔韧。气香,味微甜后苦。

3.饮片规格等级

佛手饮片规格等级			
炮制品名	国标编码	选货	统货
佛手	06157040200202001	香气明显。无杂质	有香气。含杂率≤3%

二、选货样品

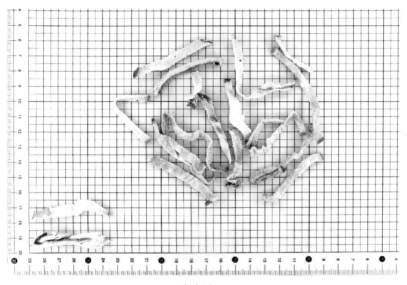

佛手样品

陈 皮

质量需符合现行《中华人民共和国药典》及《浙江省中药炮制规范》要求。

一、性状标准

1.药典标准

【药材】 陈皮 常剥成数瓣,基部相连,有的呈不规则的片状,厚1~4mm。外表面橙红色或红棕色,有细皱纹和凹下的点状油室;内表面浅黄白色,粗糙,附黄白色或黄棕色筋络状维管束。质稍硬而脆。气香,味辛、苦。

广陈皮 常3瓣相连,形状整齐,厚度均匀,约1mm。外表面橙黄色至棕褐色,点状油室较大,对光照视,透明清晰。质较柔软。

【饮片】 陈皮 呈不规则的条状或丝状。外表面橙红色或红棕色,有细皱纹和凹下的点状油室。内表面浅黄白色,粗糙,附黄白色或黄棕色筋络状维管束。气香,味辛、苦。

2.省炮制规范标准

炒陈皮 呈丝条状。外表面橙红色至棕褐色,微具焦斑,有细皱纹及下凹的点状油室;内表面浅黄白色,粗糙,附有黄白色或黄棕色网络状维管束。气香,味辛、微苦。

3.饮片规格等级

炮制品名	国标编码	选货	统货
		陈皮饮片规格等级	
陈皮	0615704040306004	厚度、色泽均一,内表面浅黄白色,易剥落。无杂质	含杂率≤3%
炒陈皮	0615704040306110	厚度、色泽均一。碎断条占比≤10%,无杂质	含杂率≤3%

二、选货样品

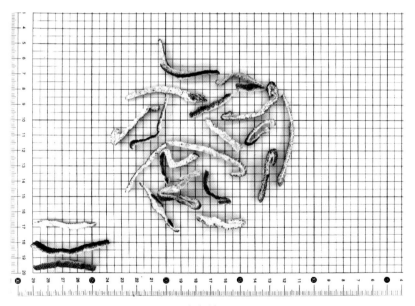

陈皮样品

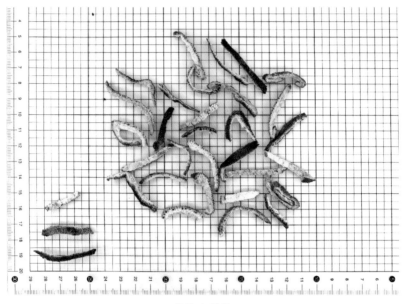

炒陈皮样品

厚 朴

质量需符合现行《中华人民共和国药典》及《浙江省中药炮制规范》要求。

一、性状标准

1.药典标准

【药材】 干皮 呈卷筒状或双卷筒状,长 30~35cm,厚 0.2~0.7cm,习称"筒朴",近根部的干皮一端展开如喇叭口,长 13~25cm,厚 0.3~0.8cm,习称"靴筒朴气",外表面灰棕色或灰褐色,粗糙,有时呈鳞片状,较易剥落,有明显椭圆形皮孔和纵皱纹,刮去粗皮者显黄棕色。内表面紫棕色或深紫褐色,较平滑,具细密纵纹,划之显油痕。质坚硬,不易折断,断面颗粒性,外层灰棕色,内层紫褐色或棕色,有油性,有的可见多数小亮星。气香,味辛辣、微苦。

根皮(根朴) 呈单筒状或不规则块片;有的弯曲似鸡肠,习称"鸡肠朴"。质硬,较易折断,断面纤维性。

枝皮(枝朴) 呈单筒状,长 10~20cm,厚 0.1~0.2cm。质脆,易折断,断面纤维性。

【饮片】 姜厚朴 形如厚朴丝,表面灰褐色,偶见焦斑。略有姜辣气。

2.省炮制规范标准

姜厚朴(煮) 呈长短不一的丝条状,宽 0.4~0.5cm,厚 0.1~0.8cm。外表面灰棕色或棕褐色;内表面紫棕色或紫褐色,较平滑。

切面颗粒性,可见多数红棕色的小亮点。质坚硬。气香,味辛辣、微苦。

3.饮片规格等级

厚朴饮片规格等级			
炮制品名	国标编码	选货	统货
姜厚朴	06154120500206343	厚0.2~0.8cm,厚薄均一	厚0.1~0.8cm
姜厚朴(煮)	06154120500206725	厚0.2~0.8cm,厚薄均一	厚0.1~0.8cm

二、选货样品

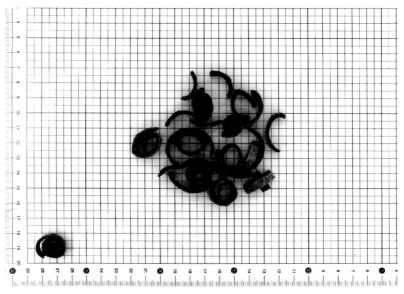

姜厚朴样品

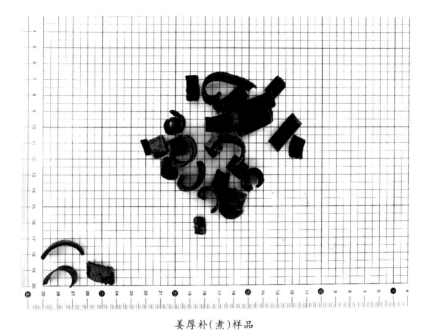

姜厚朴（煮）样品

海桐皮

质量需符合现行《浙江省中药炮制规范》要求。

 一、性状标准

1.药典标准

无。

2.省炮制规范标准

海桐皮

刺桐、乔木刺桐　呈方形片块,厚0.3~1.0cm。外表面灰褐色,具纵裂纹,有的具乳头状的钉刺;内表面黄棕色,平滑,有细密的纵网纹。质硬而韧,断面粗糙,纤维性,呈层片状。气微,味淡或微苦。

浙桐皮　0.1~0.2cm,内表面黄白色,密生纵向的灰褐色短线状或棱形的条纹。味微苦。

3.饮片规格等级

海桐皮饮片规格等级			
炮制品名	国标编码	选货	统货
海桐皮	06156320500306007	厚0.1~0.8cm,厚薄均一,有钉头片	厚0.1~1.0cm

◆ 二、选货样品

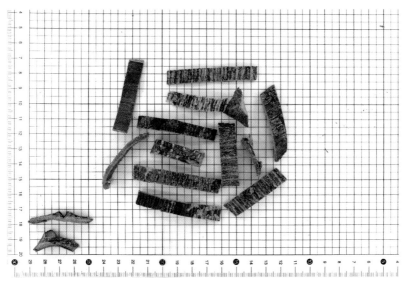

海桐皮样品

桑白皮

质量需符合现行《中华人民共和国药典》及《浙江省中药炮制规范》要求。

一、性状标准

1.药典标准

【药材】 呈扭曲的卷筒状、槽状或板片状,长短宽窄不一,厚1~4mm。外表面白色或淡黄白色,较平坦,有的残留橙黄色或棕黄色鳞片状粗皮;内表面黄白色或灰黄色,有细纵纹。体轻,质韧,纤维性强,难折断,易纵向撕裂,撕裂时有粉尘飞扬。气微,味微甘。

【饮片】 **桑白皮** 呈丝条状,外表面白色或淡黄白色,有的残留橙黄色或棕黄色鳞片状粗皮;内表面黄白色或灰黄色,有细纵纹。体轻,质韧,纤维性强。气微,味微甘。

蜜桑白皮 呈不规则的丝条状。表面深黄色或棕黄色,略具光泽,滋润,纤维性强,易纵向撕裂。气微,味甜。

2.省炮制规范标准

桑白皮 为曲直不一的丝条,厚1~4mm。外表面白色或黄白色,有的有黄棕色粗皮残留;内表面黄白色或灰黄色。切面纤维性,撕裂时有白色粉尘飞扬。质韧。气微,味微甘。

3.饮片规格等级

炮制品名	国标编码	选货	统货
桑白皮	06151220600106000	厚 2~4mm。刮皮率 ≥80%	厚 1~4mm。刮皮率 ≥50%
蜜桑白皮	06151220600106352	厚 2~4mm。刮皮率 ≥80%	厚 1~4mm。刮皮率 ≥50%

桑白皮饮片规格等级

二、选货样品

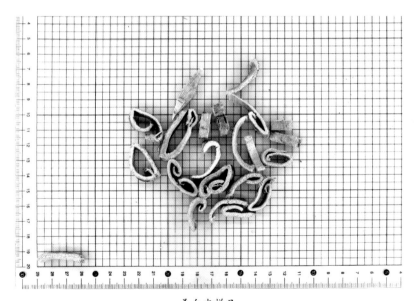

桑白皮样品

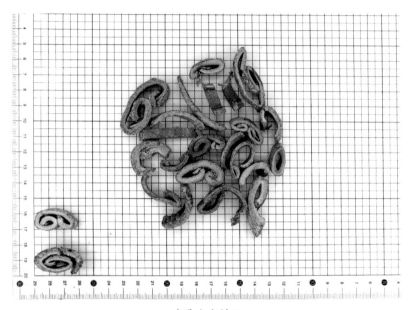

蜜桑白皮样品

黄　柏

质量需符合现行《中华人民共和国药典》及《浙江省中药炮制规范》要求。

◆ 一、性状标准

1.药典标准

【药材】　呈板片状或浅槽状,长宽不一,厚1~6mm。外表面黄褐色或黄棕色,平坦或具纵沟纹,有的可见皮孔痕及残存的灰褐色粗皮;内表面暗黄色或淡棕色,具细密的纵棱纹。体轻,质硬,断面纤维性,呈裂片状分层,深黄色。气微,味极苦,嚼之有黏性。

【饮片】　黄柏　呈丝条状。外表面黄褐色或黄棕色。内表面暗黄色或淡棕色,具纵棱纹。切面纤维性,呈裂片状分层,深黄色。味极苦。

黄柏炭　形如黄柏丝,表面焦黑色,内部深褐色或棕黑色。体轻,质脆,易折断。味苦涩。

2.省炮制规范标准

炒黄柏　呈微卷曲的丝状,厚1~6mm。表面深黄色,微具焦斑,外表面平坦或具纵沟纹,有的可见皮孔痕及残存的灰褐色粗皮;内表面暗黄色或淡棕色,散生短线状或纺锤形的纹理。切面深黄色,纤维性,呈裂片状分层。体轻、质硬。气微,味极苦,嚼之有黏性。

3.饮片规格等级

炮制品名	国标编码	选货	统货
黄柏	06157020500206008	横切丝条状片,厚2~6mm,厚薄均一。无栓皮	厚1~6mm
黄柏炭	06157020500206411	横切丝条状片,厚2~6mm,厚薄均一。无栓皮	厚1~6mm
炒黄柏	06157020500206114	横切丝条状片,厚2~6mm,厚薄均一。无栓皮	厚1~6mm

二、选货样品

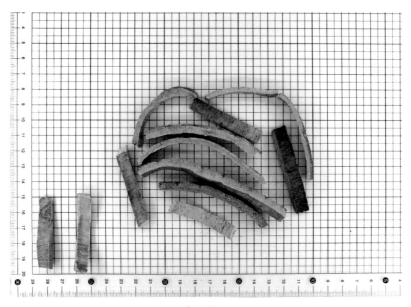

黄柏样品

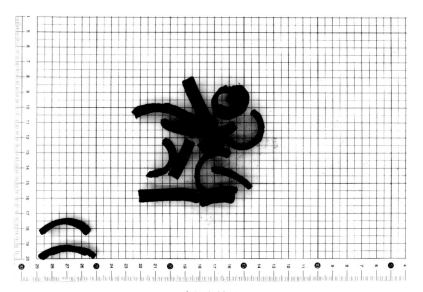

黄柏炭样品

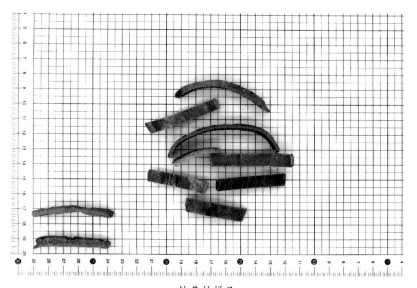

炒黄柏样品

茎木类

大血藤

质量需符合现行《中华人民共和国药典》要求。

 一、性状标准

1.药典标准

【药材】 呈圆柱形,略弯曲,长30~60cm,直径1~3cm。表面灰棕色,粗糙,外皮常呈鳞片状剥落,剥落处显暗红棕色,有的可见膨大的节和略凹陷的枝痕或叶痕。质硬,断面皮部红棕色,有数处向内嵌入木部,木部黄白色,有多数细孔状导管,射线呈放射状排列。气微,味微涩。

【饮片】 **大血藤** 为类椭圆形的厚片。外表皮灰棕色,粗糙。切面皮部红棕色,有数处向内嵌入木部,木部黄白色,有多数导管孔,射线呈放射状排列。气微,味微涩。

2.省炮制规范标准

无。

3.饮片规格等级

大血藤饮片规格等级			
炮制品名	国标编码	选货	统货
大血藤	06153820100103004	直径1.2~3.0cm,大小均一	直径1~3cm

◆ 二、选货样品

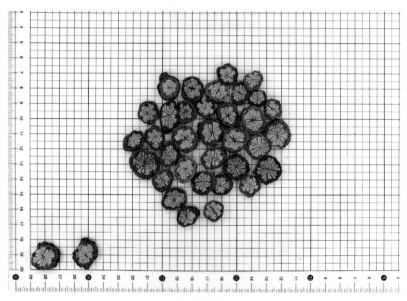

大血藤样品

石　斛

质量需符合现行《中华人民共和国药典》要求。

一、性状标准

1.药典标准

【药材】　**鲜石斛**　呈圆柱形或扁圆柱形,长约30cm,直径0.4~1.2cm。表面黄绿色,光滑或有纵纹,节明显,色较深,节上有膜质叶鞘。肉质多汁,易折断。气微,味微苦而回甜,嚼之有黏性。

金钗石斛　呈扁圆柱形,长20~40cm,直径0.4~0.6cm,节间长2.5~3.0cm。表面金黄色或黄中带绿色,有深纵沟。质硬而脆,断面较平坦而疏松。气微,味苦。

霍山石斛　干条呈直条状或不规则弯曲形,长2~8cm,直径1~4mm。表面淡黄绿色至黄绿色,偶有黄褐色斑块,有细纵纹,节明显,节上有的可见残留的灰白色膜质叶鞘;一端可见茎基部残留的短须根或须根痕,另一端为茎尖,较细。质硬而脆,易折断,断面平坦,灰黄色至灰绿色,略角质状。气微,味淡,嚼之有黏性。鲜品稍肥大。肉质,易折断,断面淡黄绿色至深绿色。气微,味淡,嚼之有黏性且少有渣。枫斗呈螺旋形或弹簧状,通常为2~5个旋纹,茎拉直后性状同干条。

鼓槌石斛　呈粗纺锤形,中部直径1~3cm,具3~7节。表面光滑,金黄色,有明显凸起的棱。质轻而松脆,断面海绵状。气微,味淡,嚼之有黏性。

　　流苏石斛等　呈长圆柱形,长 20~150cm,直径 0.4~1.2cm,节明显,节间长 2~6cm。表面黄色至暗黄色,有深纵槽。质疏松,断面平坦或呈纤维性。味淡或微苦,嚼之有黏性。

　　【饮片】　**干石斛**　呈扁圆柱形或圆柱形的段。表面金黄色、绿黄色或棕黄色,有光泽,有深纵沟或纵棱,有的可见棕褐色的节。切面黄白色至黄褐色,有多数散在的筋脉点。气微,味淡或微苦,嚼之有黏性。

2.省炮制规范标准

无。

3.饮片规格等级

石斛饮片规格等级			
炮制品名	国标编码	选货	统货
干石斛	06193920900104008	短段,金黄色,色泽、粗细均一。无黑片。含杂率≤1%	含杂率≤3%

二、选货样品

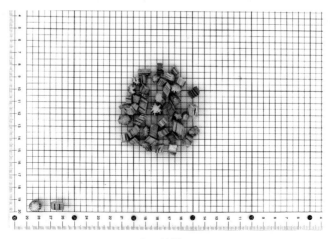

干石斛样品

浙石斛

质量需符合现行《浙江省中药炮制规范》要求。

一、性状标准

1.药典标准

无。

2.省炮制规范标准

浙石斛

球花石斛　为圆柱形的段或厚片,直径可达1.5cm,大小悬殊。表面黄色至黄褐色,切面灰白色至灰绿色,边缘呈不规则的齿轮状。质疏松,断面具疏而软的纤维。气微,味淡,嚼之无黏性。

齿瓣石斛　完整者多呈螺旋形或弹簧状,通常具2~4旋,展开后有节和节间之分,叶鞘膜质或残存呈纤维状;或为类圆形的薄片。直径1.5~3.0mm,表面黄绿色、灰绿色或稍带紫色,具细纵纹。切面灰白色至灰绿色。质坚实,断面较平坦。气微,味淡,嚼之有黏性。

杯鞘石斛、紫苑石斛　完整者多呈螺旋形或弹簧状;或为类圆形的薄片。直径3~6mm,表面黄色或黄绿色,具粗纵纹,切面灰白色至灰绿色。质坚实,断面略带纤维性。气微,味淡,嚼之有黏性。

3.饮片规格等级

炮制品名	国标编码	一等	二等	三等
浙石斛	06193920900 304002	螺旋状或薄片,直径1.5~3.0mm,嚼之黏性大,渣少。无老茎,无烘焦片	螺旋状或薄片,直径3~6mm,嚼之有黏性,略有渣。无烘焦片	段或厚片,质疏松,嚼之无黏性

二、一等样品

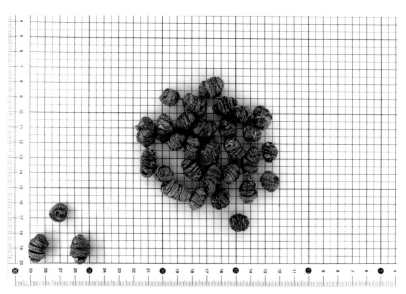

浙石斛样品

竹　茹

质量需符合现行《中华人民共和国药典》要求。

 一、性状标准

1.药典标准

【药材】　为卷曲成团的不规则丝条或呈长条形薄片状。宽窄厚薄不等,浅绿色、黄绿色或黄白色。纤维性,体轻松,质柔韧,有弹性。气微,味淡。

【饮片】　竹茹　为卷曲成团的不规则丝条或呈长条形薄片状。宽窄厚薄不等,浅绿色、黄绿色或黄白色。纤维性,体轻松,质柔韧,有弹性。气微,味淡。

姜竹茹　形如竹茹,表面黄色。微有姜香气。

2.省炮制规范标准

无。

3.饮片规格等级

竹茹饮片规格等级			
炮制品名	国标编码	选货	统货
竹茹	06191220900104001	无硬片。无碎屑	杂质、碎屑占比≤3%
姜竹茹	06191220900104346	无硬片。无碎屑	杂质、碎屑占比≤3%

二、选货样品

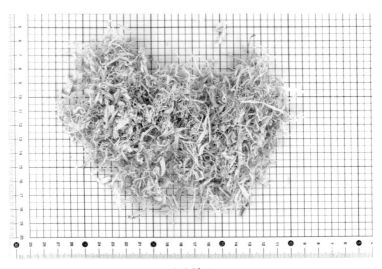

竹茹样品

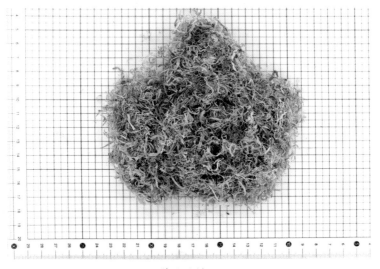

姜竹茹样品

皂角刺

质量需符合现行《中华人民共和国药典》及《浙江省中药炮制规范》要求。

 一、性状标准

1.药典标准

【药材】　为主刺和1~2次分枝的棘刺。主刺长圆锥形,长3~15cm或更长,直径0.3~1.0cm;分枝刺长1~6cm,刺端锐尖。表面紫棕色或棕褐色。体轻,质坚硬,不易折断。切片厚0.1~0.3cm,常带有尖细的刺端;木部黄白色,髓部疏松,淡红棕色;质脆,易折断。气微,味淡。

【饮片】　**皂角刺**　同药材,切厚片。

2.省炮制规范标准

皂角刺　为圆柱形的段,有的为圆锥形的锐刺。表面光滑,紫棕色或棕褐色,稍有光泽。切面平坦,皮部极薄,紫棕色至棕褐色;木部狭窄,黄白色,有放射状纹理;髓部宽广,海绵状,淡红棕色。质坚韧。气微,味淡。

3.饮片规格等级

皂角刺饮片规格等级			
炮制品名	国标编码	选货	统货
皂角刺	06156320300103004	厚片,直径0.4~0.8cm,长短基本一致	厚片或段

二、选货样品

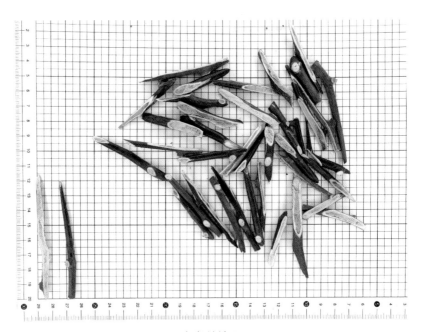

皂角刺样品

沉　香

质量需符合现行《中华人民共和国药典》要求。

一、性状标准

1.药典标准

【药材】 呈不规则块、片状或盔帽状,有的为小碎块。表面凹凸不平,有刀痕,偶有孔洞,可见黑褐色树脂与黄白色木部相间的斑纹,孔洞及凹窝表面多呈朽木状。质较坚实,断面刺状。气芳香,味苦。

【饮片】 沉香　呈不规则片状、长条形或类方形小碎块状,长0.3~7.0cm,宽0.2~5.5cm。表面凹凸不平,有的有刀痕,偶有孔洞,可见黑褐色树脂与黄白色木部相间的斑纹。质较坚实,刀切面平整,折断面刺状。气芳香,味苦。

2.省炮制规范标准

无。

3.饮片规格等级

沉香饮片规格等级			
炮制品名	国标编码	选货	统货
沉香	06162320400105008	明显可见黑褐色树脂与黄白色木部相间的斑纹。无粉末	可见黑褐色树脂与黄白色木部相间的斑纹

二、选货样品

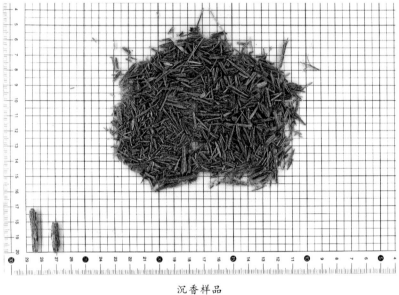

沉香样品

忍冬藤

质量需符合现行《中华人民共和国药典》要求。

 一、性状标准

1.药典标准

【药材】 呈长圆柱形,多分枝,常缠绕成束,直径 1.5~6.0mm。表面棕红色至暗棕色,有的灰绿色,光滑或被茸毛;外皮易剥落。枝上多节,节间长 6~9cm,有残叶和叶痕。质脆,易折断,断面黄白色,中空。气微,老枝味微苦,嫩枝味淡。

【饮片】 忍冬藤 呈不规则的段。表面棕红色(嫩枝),有的灰绿色,光滑或被茸毛;外皮易脱落。切面黄白色,中空。偶有残叶,暗绿色,略有茸毛。气微,老枝味微苦,嫩枝味淡。

2.省炮制规范标准

无。

3.饮片规格等级

炮制品名	国标编码	选货	统货
忍冬藤	06173620200204007	无老茎,无残叶,无杂质	含杂率≤3%

二、选货样品

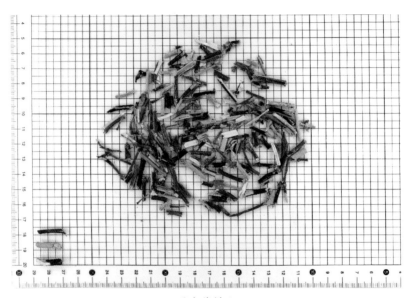

忍冬藤样品

鸡血藤

质量需符合现行《中华人民共和国药典》要求。

 一、性状标准

1.药典标准

【药材】 为椭圆形、长矩圆形或不规则的斜切片,厚0.3~1.0cm。栓皮灰棕色,有的可见灰白色斑,栓皮脱落处显红棕色。质坚硬。切面木部红棕色或棕色,导管孔多数;韧皮部有树脂状分泌物呈红棕色至黑棕色,与木部相间排列呈数个同心性椭圆形环或偏心性半圆形环;髓部偏向一侧。气微,味涩。

2.省炮制规范标准

无。

3.饮片规格等级

炮制品名	国标编码	选货	统货
鸡血藤	06156320100103006	同心环或偏心环在5圈以上,韧皮部有较多树脂状分泌物	同心环或偏心环在2圈以上

二、选货样品

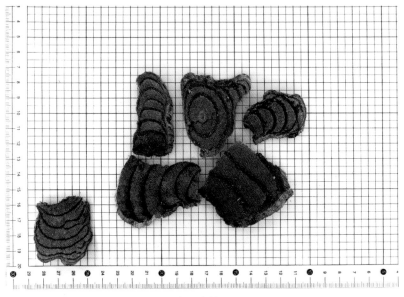

鸡血藤样品

降　香

质量需符合现行《中华人民共和国药典》及《浙江省中药炮制规范》要求。

◆ **一、性状标准**

1.药典标准

【药材】　呈类圆柱形或不规则块状。表面紫红色或红褐色,切面有致密的纹理。质硬,有油性。气微香,味微苦。

【饮片】　**降香**　小块、细粉或镑片。

2.省炮制规范标准

降香　为薄片或扭曲长条形的丝。表面紫红色或红褐色,有致密的纹理。纵劈面常不整齐。质硬而脆,有油性。气香,味微苦。

3.饮片规格等级

炮制品名	国标编码	选货	统货
降香	06156320400205004	紫红色带黑色条纹,划之有油痕。含杂率≤1%	紫红色或红褐色。含杂率≤3%

◈ 二、选货样品

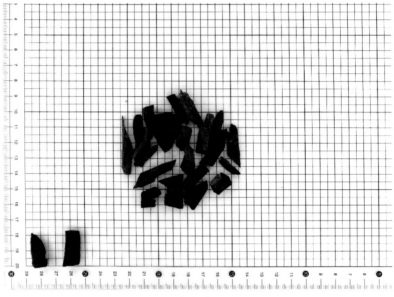

降香样品

钩 藤

质量需符合现行《中华人民共和国药典》及《浙江省中药炮制规范》要求。

一、性状标准

1.药典标准

【药材】 茎枝呈圆柱形或类方柱形,长2~3cm,直径0.2~0.5cm。表面红棕色至紫红色者具细纵纹,光滑无毛;黄绿色至灰褐色者有的可见白色点状皮孔,被黄褐色柔毛。多数枝节上对生两个向下弯曲的钩(不育花序梗),或仅一侧有钩,另一侧为突起的疤痕;钩略扁或稍圆,先端细尖,基部较阔;钩基部的枝上可见叶柄脱落后的窝点状痕迹和环状的托叶痕。质坚韧,断面黄棕色,皮部纤维性,髓部黄白色或中空。气微,味淡。

【饮片】 钩藤 同药材。

2.省炮制规范标准

钩藤

钩藤 为圆柱形的段。表面红棕色至紫红色,具细纵纹。部分枝节具对生或单生下弯的钩;钩略扁,先端渐尖,基部宽。切面髓部黄白色或中空。质坚韧。气微,味微涩。

华钩藤 为方柱形的段。表面黄绿色至黄棕色。节上有时宿存全缘的托叶。

毛钩藤 为略呈方柱形的段,四面具纵凹槽。表面灰白色或灰棕色。钩基部圆或微扁,被淡黄色粗毛和疣状突起。

大叶钩藤 为方柱形的段,四面具纵凹槽。表面灰棕色,被褐色长柔毛,节处更密。

无柄果钩藤 为方柱形的段,四面具纵凹槽。表面棕黄色至棕褐色,疏生白色柔毛。

3.饮片规格等级

钩藤饮片规格等级			
炮制品名	国标编码	选货	统货
钩藤	06173520200104003	带钩茎枝占比≥75%	带钩茎枝占比≥50%

二、选货样品

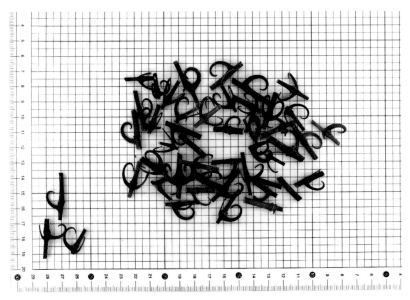

钩藤样品

鬼箭羽

质量需符合现行《浙江省中药炮制规范》要求。

 一、性状标准

1.药典标准

无。

2.省炮制规范标准

鬼箭羽 呈长方形或不定形的片状,全体灰褐色,大小不一。一侧边缘平截,厚1~2mm,另一侧渐薄;两面均有细纵线纹,微具光泽,隐显细密横纹。质轻而脆,易折断,断面平坦,棕黄色。气微,味微苦、涩。

3.饮片规格等级

炮制品名	国标编码	选货	统货
鬼箭羽	06158690900100009	无树皮,无细小梗。含杂率≤2%	含杂率≤3%

表头：鬼箭羽饮片规格等级

◆ 二、选货样品

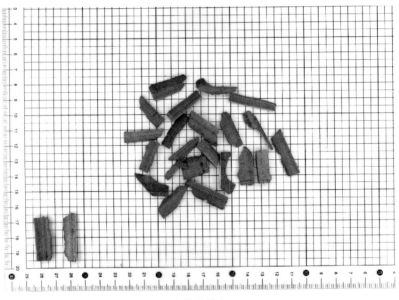

鬼箭羽样品

首乌藤

质量需符合现行《中华人民共和国药典》及《浙江省中药炮制规范》要求。

◆◇ 一、性状标准

1.药典标准

【药材】　呈长圆柱形,稍扭曲,具分枝,长短不一,直径4~7mm。表面紫红色或紫褐色,粗糙,具扭曲的纵皱纹,节部略膨大,有侧枝痕,外皮菲薄,可剥离。质脆,易折断,断面皮部紫红色,木部黄白色或淡棕色,导管孔明显,髓部疏松,类白色。切段者呈圆柱形的段。外表面紫红色或紫褐色,切面皮部紫红色,木部黄白色或淡棕色,导管孔明显,髓部疏松,类白色。气微,味微苦、涩。

【饮片】　首乌藤　呈圆柱形的段。外表面紫红色或紫褐色。切面皮部紫红色,木部黄白色或淡棕色,导管孔明显,髓部疏松,类白色。气微,味微苦涩。

2.省炮制规范标准

首乌藤　为类圆柱形的厚片或短段,直径0.3~1.0cm。表面紫红色至紫褐色,粗糙,有不规则的纵皱纹;外皮菲薄,易剥离。切面皮部狭窄,黄棕色至红棕色;木部宽广,浅黄棕色,射线放射状排列,导管孔明显;髓部白色或中空。质坚脆。气微,味微苦、涩。

3.饮片规格等级

炮制品名	国标编码	选货	统货
首乌藤	06152320100104007	直径 0.4~0.8cm。无杂质	直径 0.3~1.0cm。含杂率≤3%

二、选货样品

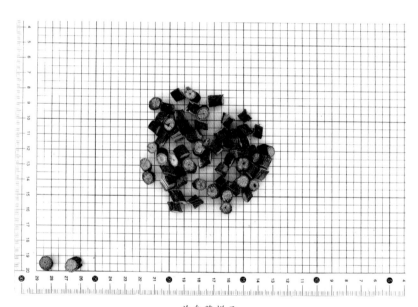

首乌藤样品

桂　枝

质量需符合现行《中华人民共和国药典》及《浙江省中药炮制规范》要求。

 一、性状标准

1. 药典标准

【药材】　呈长圆柱形,多分枝,长 30~75cm,粗端直径 0.3~1.0cm。表面红棕色至棕色,有纵棱线、细皱纹及小疙瘩状的叶痕、枝痕和芽痕,皮孔点状。质硬而脆,易折断。切片厚 2~4mm,切面皮部红棕色,木部黄白色至浅黄棕色,髓部略呈方形。有特异性香气,味甜、微辛,皮部味较浓。

【饮片】　桂枝　呈类圆形或椭圆形的厚片。表面红棕色至棕色,有时可见点状皮孔或纵棱线。切面皮部红棕色,木部黄白色或浅黄棕色,髓部类圆形或略呈方形,有特异性香气,味甜、微辛。

2. 省炮制规范标准

蜜桂枝　表面黄棕色,略具光泽,滋润。味甘。

3. 饮片规格等级

桂枝饮片规格等级			
炮制品名	国标编码	选货	统货
桂枝	06154520200103001	直径 0.3~0.6cm,大小均一,香气浓。破碎率≤15%	直径 0.3~1.0cm,破碎率≤30%
蜜桂枝	0615452020010335	直径 0.3~0.6cm,大小均一,香气浓。破碎率≤15%	直径 0.3~1.0cm,破碎率≤30%

◆ 二、选货样品

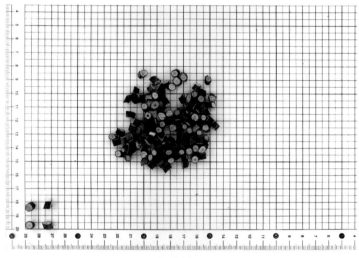

桂枝样品

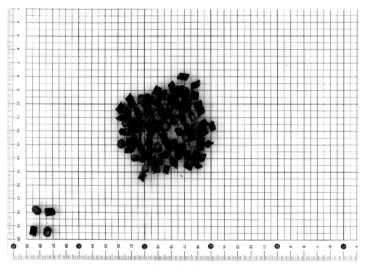

蜜桂枝样品

铁皮石斛

质量需符合现行《中华人民共和国药典》及《浙江省中药炮制规范》要求。

一、性状标准

1.药典标准

【药材】 **铁皮枫斗** 呈螺旋形或弹簧状,通常为2~6个旋纹,茎拉直后长3.5~8.0cm,直径0.2~0.4cm。表面黄绿色或略带金黄色,有细纵皱纹,节明显,节上有时可见残留的灰白色叶鞘;一端可见茎基部留下的短须根。质坚实,易折断,断面平坦,灰白色至灰绿色,略角质状。气微,味淡,嚼之有黏性。

【饮片】 **铁皮石斛** 呈圆柱形的段,长短不等。

2.省炮制规范标准

鲜铁皮石斛 呈圆柱形,直径0.2~0.4cm。表面黄绿色,有时可见淡紫色斑点,光滑或有纵纹,节明显,色较深,节上可见带紫色斑点的膜质叶鞘。肉质多汁,易折断。气微,味淡,嚼之有黏性。

3.饮片规格等级

炮制品名	国标编码	一等	二等	三等
铁皮石斛	061939209 00200007	螺旋状,4~6个旋纹,紧实度较好,直径0.2~0.3cm,嚼之黏性强,残渣极少。无老茎,无烘焦片	螺旋状,直径0.2~0.4cm,嚼之有黏性,略有残渣。无烘焦片	螺旋状,直径0.2~0.4cm,嚼之有黏性,有少量残渣
鲜铁皮石斛	061939209 00208003	嚼之黏性强,残渣极少	嚼之有黏性,略有残渣	嚼之有黏性,有少量残渣

二、一等样品

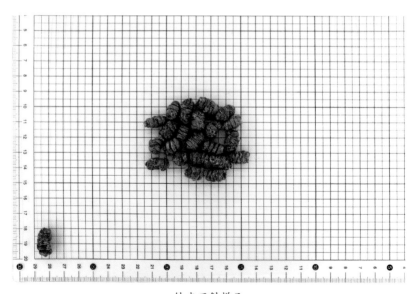

铁皮石斛样品

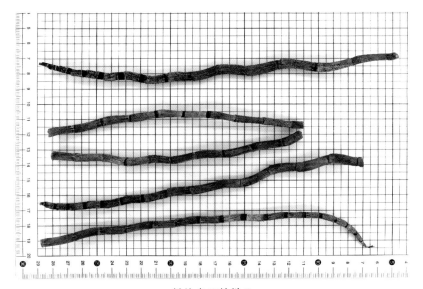

鲜铁皮石斛样品

透骨草

质量需符合现行《浙江省中药炮制规范》要求。

 一、性状标准

1.药典标准

无。

2.省炮制规范标准

透骨草 为圆柱状的段,多干瘪。表面红棕色,具纵沟纹。切面中空或有黄白色膜质节月的髓。气微,味淡,微酸。

3.饮片规格等级

	透骨草饮片规格等级		
炮制品名	国标编码	选货	统货
透骨草	06156350500204003	灰屑、杂质占比≤1%	灰屑、杂质占比≤3%

二、选货样品

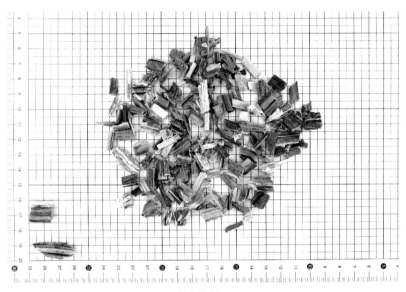

透骨草样品

通　草

质量需符合现行《中华人民共和国药典》及《浙江省中药炮制规范》要求。

一、性状标准

1.药典标准

【药材】 呈圆柱形,长 20~40cm,直径 1.0~2.5cm。表面白色或淡黄色,有浅纵沟纹。体轻,质松软,稍有弹性,易折断,断面平坦,显银白色光泽,中部有直径 0.3~1.5cm 的空心或半透明的薄膜,纵剖面呈梯状排列,实心者少见。气微,味淡。

【饮片】 **通草** 为圆形或类圆形厚片。表面白色或淡黄色,有浅纵沟纹。体轻,质松软,稍有弹性,切面平坦,呈银白色光泽,中部空心或有半透明的薄膜,实心者少见。气微,味淡。

2.省炮制规范标准

通草 为圆形的厚片或薄片或丝。完整的段表面白色或黄白色,有浅纵沟汶。断面显银白色光泽,纵剖面中部可见梯状排列的隔膜。体轻,质柔软,有弹性。气微,味淡。

3.饮片规格等级

通草饮片规格等级			
炮制品名	国标编码	选货	统货
通草	06164220300103006	片形完整,直径 1.5~2.5cm,色白	直径 1.0~2.5cm

二、选货样品

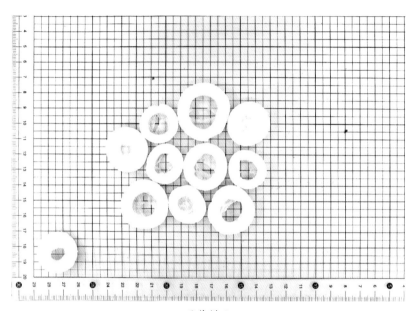

通草样品

桑　枝

质量需符合现行《中华人民共和国药典》要求。

 一、性状标准

1.药典标准

【药材】　呈长圆柱形,少有分枝,长短不一,直径0.5~1.5cm。表面灰黄色或黄褐色,有多数黄褐色点状皮孔及细纵纹,并有灰白色略呈半圆形的叶痕和黄棕色的腋芽。质坚韧,不易折断,断面纤维性。切片厚0.2~0.5cm,皮部较薄,木部黄白色,射线放射状,髓部白色或黄白色。气微,味淡。

【饮片】　桑枝　呈类圆形或椭圆形的厚片。外表皮灰黄色或黄褐色,有点状皮孔。切面皮部较薄,木部黄白色,射线放射状,髓部白色或黄白色。气微,味淡。

炒桑枝　形如桑枝片,切面深黄色,微有香气。

2.省炮制规范标准

无。

3.饮片规格等级

桑枝饮片规格等级			
炮制品名	国标编码	选货	统货
桑枝	06151220200103003	直径 0.5~1.2cm。无粘连及异形片、黑片	直径 0.5~1.5cm
炒桑枝	06151220200103119	直径 0.5~1.2cm。无粘连及异形片、黑片	直径 0.5~1.5cm

二、选货样品

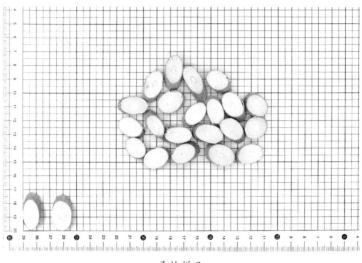

桑枝样品

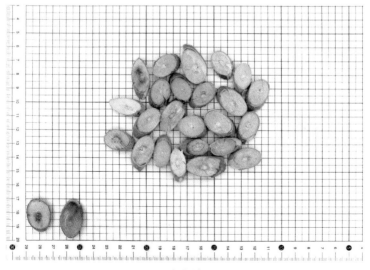

炒桑枝样品

桑寄生

质量需符合现行《中华人民共和国药典》要求。

 一、性状标准

1.药典标准

【药材】 茎枝呈圆柱形,长3~4cm,直径0.2~1.0cm;表面红褐色或灰褐色,具细纵纹,并有多数细小突起的棕色皮孔,嫩枝有的可见棕褐色茸毛;质坚硬,断面不整齐,皮部红棕色,木部色较浅。叶多卷曲,具短柄;叶片展平后呈卵形或椭圆形,长3~8cm,宽2~5cm;表面黄褐色,幼叶被细茸毛,先端钝圆,基部圆形或宽楔形,全缘;革质。气微,味涩。

【饮片】 **桑寄生** 为厚片或不规则短段。外表皮红褐色或灰褐色,具细纵纹,并有多数细小突起的棕色皮孔,嫩枝有的可见棕褐色茸毛。切面皮部红棕色,木部色较浅。叶多卷曲或破碎,完整者展平后呈卵形或椭圆形,表面黄褐色,幼叶被细茸毛,先端钝圆,基部圆形或宽楔形,全缘;革质。气微,味涩。

2.省炮制规范标准

无。

3.饮片规格等级

炮制品名	国标编码	选货	统货
桑寄生	06151921200103009	直径 0.2~0.8cm，大小均一。叶占比≥10%，无老茎	直径 0.2~1.0cm

二、选货样品

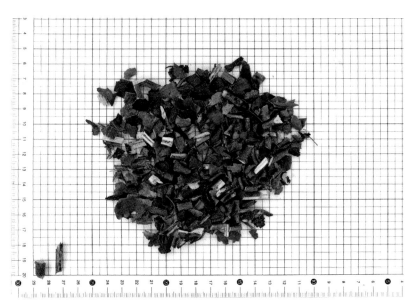

桑寄生样品

紫苏梗

质量需符合现行《中华人民共和国药典》要求。

 一、性状标准

1.药典标准

【药材】 呈方柱形,四棱钝圆,长短不一,直径0.5~1.5cm。表面紫棕色或暗紫色,四面有纵沟和细纵纹,节部稍膨大,有对生的枝痕和叶痕。体轻,质硬,断面裂片状。切片厚2~5mm,常呈斜长方形,木部黄白色,射线细密,呈放射状,髓部白色,疏松或脱落。气微香,味淡。

【饮片】 紫苏梗 呈类方形的厚片。表面紫棕色或暗紫色,有的可见对生的枝痕和叶痕。切面木部黄白色,有细密的放射状纹理,髓部白色,疏松或脱落。气微香,味淡。

2.省炮制规范标准

无。

3.饮片规格等级

紫苏梗饮片规格等级			
炮制品名	国标编码	选货	统货
紫苏梗	06172220900103009	直径0.8~1.5cm,大小均一,髓部占大部分	直径0.5~1.5cm

◈ 二、选货样品

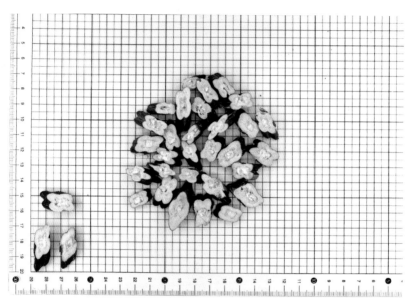

紫苏梗样品

槲寄生

质量需符合现行《中华人民共和国药典》及《浙江省中药炮制规范》要求。

一、性状标准

1.药典标准

【药材】 茎枝呈圆柱形,2~5叉状分枝,长约30cm,直径0.3~1.0cm;表面黄绿色、金黄色或黄棕色,有纵皱纹;节膨大,节上有分枝或枝痕;体轻,质脆,易折断,断面不平坦,皮部黄色,木部色较浅,射线放射状,髓部常偏向一边。叶对生于枝梢,易脱落,无柄;叶片呈长椭圆状披针形,长2~7cm,宽0.5~1.5cm;先端钝圆,基部楔形,全缘;表面黄绿色,有细皱纹,主脉5出,中间3条明显;革质。气微,味微苦,嚼之有黏性。

【饮片】 槲寄生 呈不规则的厚片。茎外皮黄绿色、黄棕色或棕褐色。切面皮部黄色,木部浅黄色,有放射状纹理,髓部常偏向一边。叶片黄绿色或黄棕色,全缘,有细皱纹;革质。气微,味微苦,嚼之有黏性。

2.省炮制规范标准

槲寄生 为类圆柱形的段。枝表面金黄色至黄棕色,具横皱纹;切面皮部狭窄,黄棕色至灰棕色,木部黄白色或浅棕色,射线放射状,髓细小。叶对生,无柄;叶片金黄色,革质,长椭圆状披针形,全缘,具3条弧形脉。体轻,质脆。气微,味微苦。

3.饮片规格等级

炮制品名	国标编码	选货	统货
槲寄生	06151921200203006	茎外皮黄色。叶占比≥20%	茎外皮黄色至黄绿色

二、选货样品

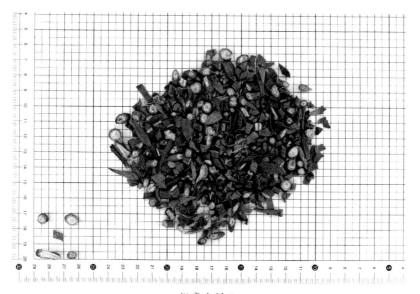

槲寄生样品

檀　香

质量需符合现行《中华人民共和国药典》及《浙江省中药炮制规范》要求。

一、性状标准

1.药典标准

【药材】　为长短不一的圆柱形木段,有的略弯曲,一般长约1m,直径10~30cm。外表面灰黄色或黄褐色,光滑细腻,有的具疤节或纵裂,横截面呈棕黄色,显油迹;棕色年轮明显或不明显,纵向劈开纹理顺直。质坚实,不易折断。气清香,燃烧时香气更浓;味淡,嚼之微有辛辣感。

2.省炮制规范标准

檀香　为不规则形的薄片,大小不一,多卷曲;或为粗末。全体淡黄棕色。质轻松。气清香,点燃后香气浓烈,味微辛。

3.饮片规格等级

炮制品名	国标编码	选货	统货
檀香	06151820400107001	粗末,无粉末状碎屑。香气浓郁	不规则薄片或粗末

表首：檀香饮片规格等级

二、选货样品

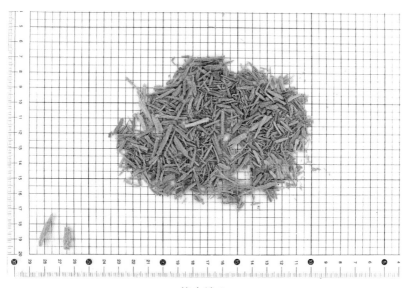

檀香样品

菌藻及地衣类

灵　芝

质量需符合现行《中华人民共和国药典》及《浙江省中药炮制规范》要求。

一、性状标准

1.药典标准

【药材】　赤芝　外形呈伞状,菌盖肾形、半圆形或近圆形,直径10~18cm,厚1~2cm。皮壳坚硬,黄褐色至红褐色,有光泽,具环状棱纹和辐射状皱纹,边缘薄而平截,常稍内卷。菌肉白色至淡棕色。菌柄圆柱形,侧生,少偏生,长7~15cm,直径1.0~3.5cm,红褐色至紫褐色,光亮。孢子细小,黄褐色。气微香,味苦涩。

紫芝　皮壳紫黑色,有漆样光泽。菌肉锈褐色。菌柄长17~23cm。

栽培品　子实体较粗壮、肥厚,直径12~22cm,厚1.5~4.0cm。皮壳外常被有大量粉尘样的黄褐色孢子。

2.省炮制规范标准

灵芝

赤芝　为长条形或不规则形的厚片,大小不一。菌盖上表面黄棕色至红褐色,有光泽或无,完整者有环状和辐射状棱纹,有的被有粉尘样的黄褐色孢子;下表面黄白色至深棕色,密生小孔状菌管孔。切面疏松,木栓质,分为三层,上层为皮壳层,极薄;中间为菌肉层,类白色至棕色,靠近上表面色浅;下层为菌管层,棕色或深棕色。菌柄表面黄褐色至紫褐色,光亮;切面类白色至棕色,中间色较深,无菌管层。体轻,质柔韧。气特异,味苦涩。

紫芝 菌盖上表面紫黑色,有的具漆样光泽。切面锈褐色。

3.饮片规格等级

灵芝饮片规格等级			
炮制品名	国标编码	选货	统货
灵芝	06400220100200003	菌肉层占菌盖的1/4以上。无杂质	含杂率≤3%

二、选货样品

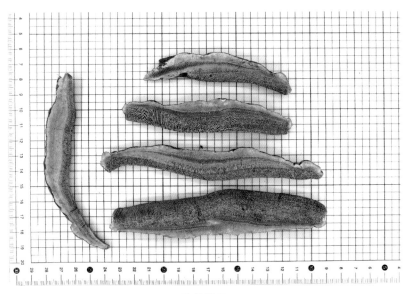

灵芝样品

茯　苓

质量需符合现行《中华人民共和国药典》及《浙江省中药炮制规范》要求。

◆ 一、性状标准

1.药典标准

【药材】　**茯苓个**　呈类球形、椭圆形、扁圆形或不规则团块,大小不一。外皮薄而粗糙,棕褐色至黑褐色,有明显的皱缩纹理。体重,质坚实,断面颗粒性,有的具裂隙,外层淡棕色,内部白色,少数淡红色,有的中间抱有松根。气微,味淡,嚼之粘牙。

茯苓块　为去皮后切制的茯苓,呈立方块状或方块状厚片,大小不一。白色、淡红色或淡棕色。

茯苓片　为去皮后切制的茯苓,呈不规则厚片,厚薄不一。白色、淡红色或淡棕色。

【饮片】　**茯苓**　同药材。

2.省炮制规范标准

茯苓　为不规则的类圆形薄片,大小不一;或为4~5cm的扁平方块片;或为1.2cm以下的立方块;或为不规则颗粒。表面白色至类白色,或淡红色至淡棕色。切面光滑细腻。体重,质硬而脆,断面颗粒性。气微,味淡,嚼之粘牙。

茯神　呈4~5cm的扁平方块状,表面白色至类白色,中间带有直径≤1.5cm的松根或松枝。

3.饮片规格等级

炮制品名	国标编码	选货	统货
茯苓	064002101 00403009	茯苓丁:立方块,边长0.8~1.2cm,粉性。赤苓占比≤5%	不规则的类圆形薄片;或4~5cm的扁平方块片;或1.2cm以下的立方块;或为不规则颗粒
		茯苓片:大小均匀的不规则片,粉性。赤苓占比≤5%	—
茯神	064002101 00505000	粉性,带松根、松枝或松树皮者占比≥90%	带松根、松枝或松树皮者占比≥50%

二、选货样品

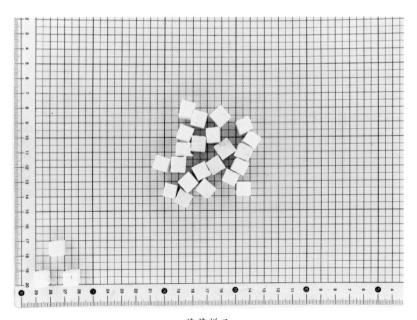

茯苓样品

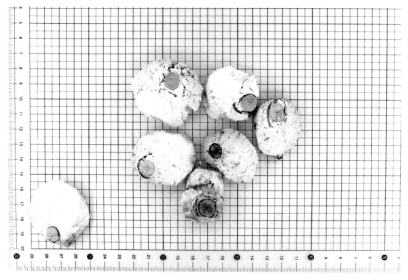

茯神样品

猪 苓

质量需符合现行《中华人民共和国药典》要求。

 一、性状标准

1.药典标准

【药材】 呈条形、类圆形或扁块状,有的有分枝,长5~25cm,直径2~6cm。表面黑色、灰黑色或棕黑色,皱缩或有瘤状突起。体轻,质硬,断面类白色或黄白色,略呈颗粒状。气微,味淡。

【饮片】 **猪苓** 呈类圆形或不规则的厚片。外表皮黑色或棕黑色,皱缩。切面类白色或黄白色,略呈颗粒状。气微,味淡。

2.省炮制规范标准

无。

3.饮片规格等级

炮制品名	国标编码	选货	统货
		猪苓饮片规格等级	
猪苓	06400210100203005	直径2.5~6.0cm,大小均一。无菌斑片	菌斑片占比≤10%

◆ 二、选货样品

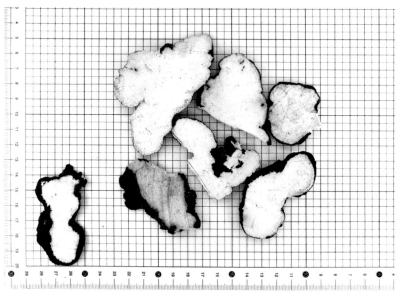

猪苓样品

树脂类

没 药

质量需符合现行《中华人民共和国药典》及《浙江省中药炮制规范》要求。

 一、性状标准

1.药典标准

【药材】 **天然没药** 呈不规则颗粒性团块,大小不等,大者直径长在6cm以上。表面黄棕色或红棕色,近半透明部分呈棕黑色,被有黄色粉尘。质坚脆,破碎面不整齐,无光泽。有特异性香气,味苦而微辛。

胶质没药 呈不规则块状和颗粒,多黏结成大小不等的团块,大者直径长在6cm以上,表面棕黄色至棕褐色,不透明,质坚实或疏松,有特异性香气,味苦而有黏性。

2.省炮制规范标准

制没药 呈不规则状的团块或类圆形的颗粒状,大小不一。表面棕褐色或焦黑色,有光泽。质较疏松。具特异性香气,味苦而微辛。

3.饮片规格等级

炮制品名	国标编码	选货	统货
制没药	06157290200100009	颗粒状,焦黑色,质疏松,香气浓郁。含杂率≤2%	团块或颗粒状,棕褐色或焦黑色。含杂率≤3%

二、选货样品

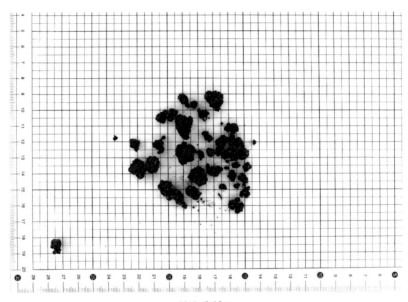

制没药样品

乳　香

质量需符合现行《中华人民共和国药典》及《浙江省中药炮制规范》要求。

◆ 一、性状标准

1.药典标准

【药材】　呈长卵形滴乳状、类圆形颗粒或粘合成大小不等的不规则块状物。大者长达2cm(乳香珠)或5cm(原乳香)。表面黄白色,半透明,被有黄白色粉末,久存则颜色加深。质脆,遇热软化。破碎面有玻璃样或蜡样光泽。具特异性香气,味微苦。

2.省炮制规范标准

制乳香　呈不规则小块状,表面黑褐色,有光泽。质坚硬或软而韧。

3.饮片规格等级

乳香饮片规格等级			
炮制品名	国标编码	选货	统货
制乳香	06157290200200006	光泽明显。含杂率≤1%	含杂率≤3%

◆ 二、选货样品

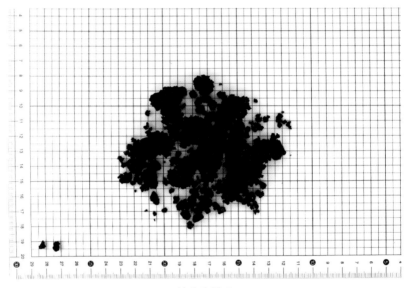

制乳香样品

动物类

九香虫

质量需符合现行《中华人民共和国药典》及《浙江省中药炮制规范》要求。

一、性状标准

1.药典标准

【药材】 略呈六角状扁椭圆形,长 1.6~2.0cm,宽约 1cm。表面棕褐色或棕黑色,略有光泽。头部小,与胸部略呈三角形,复眼突出,卵圆状,单眼 1 对,触角 1 对各 5 节,多已脱落。背部有翅 2 对,外面的 1 对基部较硬,内部 1 对为膜质,透明。胸部有足 3 对,多已脱落。腹部棕红色至棕黑色,每节近边缘处有突起的小点。质脆,折断后腹内有浅棕色的内含物。气特异,味微咸。

【饮片】 **炒九香虫** 表面棕黑色至黑色,显油润光泽。气微腥,略带焦香气,味微咸。

2.省炮制规范标准

炒九香虫 虫体略呈六角状扁椭圆形,长 1.6~2.0cm,宽约 1cm。表面黑褐色,具油润状光泽。头部小,与胸部略呈三角形,复眼突出,卵圆形,单眼 1 对,触角 1 对,多已脱落。胸部背面有翅 2 对,外面一对基部较硬,内部一对为膜质,透明;胸足 3 对,多已脱落。腹部棕红色至棕黑色,每节近边缘处有突起的小点。质脆,折断面可见有少量浅棕色的内含物。气特异,味微咸。

3.饮片规格等级

炮制品名	国标编码	选货	统货
炒九香虫	06210110100100115	虫体完整、干净,略带焦香气,无败油气。无杂质	含杂率≤3%

九香虫饮片规格等级

二、选货样品

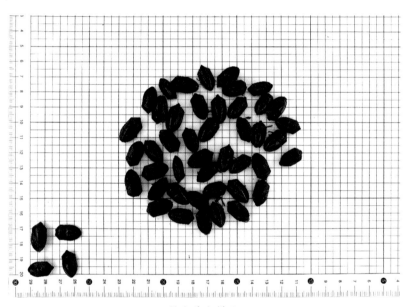

炒九香虫样品

土鳖虫

质量需符合现行《中华人民共和国药典》及《浙江省中药炮制规范》要求。

一、性状标准

1.药典标准

【药材】 **地鳖** 呈扁平卵形,长 1.3~3.0cm,宽 1.2~2.4cm。前端较窄,后端较宽,背部紫褐色,具光泽,无翅。前胸背板较发达,盖住头部;腹背板9节,呈覆瓦状排列。腹面红棕色,头部较小,有丝状触角1对,常脱落,胸部有足3对,具细毛和刺。腹部有横环节。质松脆,易碎。气腥臭,味微咸。

冀地鳖 长 2.2~3.7cm,宽 1.4~2.5cm。背部黑棕色,通常在边缘带有淡黄褐色斑块及黑色小点。

2.省炮制规范标准

炒土鳖虫

地鳖 虫体呈扁平卵形,长 1.3~3.0cm,宽 1.2~2.4cm,前端窄,后端较宽。背部黑褐色,微具光泽,无翅。前胸背板较发达;腹背板9节,呈覆瓦状排列。头部小,隐藏于前胸腹面,丝状触角多脱落。胸部有足3对,具细毛和刺。腹面棕褐色。质轻脆,易碎。气腥臭,味微咸。

冀地鳖 虫体呈扁平椭圆形,长 2.2~3.7cm,宽 1.4~2.5cm,背部黑棕色。腹背板近边缘有淡黄褐色斑块及黑色小点。

3.饮片规格等级

土鳖虫饮片规格等级			
炮制品名	国标编码	选货	统货
炒土鳖虫	06210210100100112	虫体完整，大小均一，质轻。灰屑率≤1%	灰屑率≤2%

二、选货样品

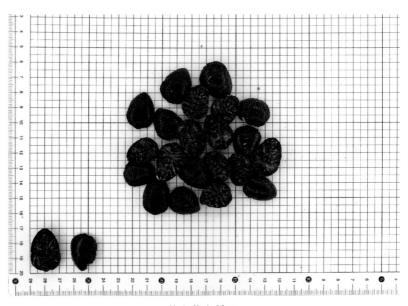

炒土鳖虫样品

天　龙

质量需符合现行《浙江省中药炮制规范》要求。

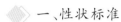 一、性状标准

1.药典标准

无。

2.省炮制规范标准

天龙　全体干瘪而皱缩,长5~12cm,体与尾几等长。头扁卵形,背面具细鳞,黑色。脊椎骨隆起,肋骨斜向整齐排列。胸腹面鳞片较大,灰黄色或棕黄色;尾腹面中央的鳞纵排较宽。前肢瘦小,后肢较大,趾及吸盘已抽缩不易分辨。气腥,味微咸。

3.饮片规格等级

天龙饮片规格等级			
炮制品名	国标编码	选货	统货
天龙	06225410100100002	条型完整,长8~12cm,大小均一	长5~12cm

◆ 二、选货样品

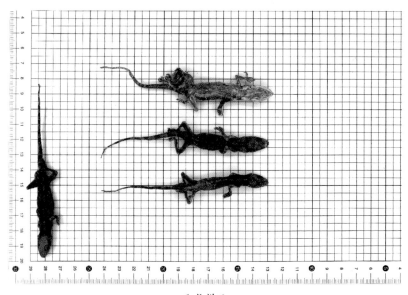

天龙样品

水　蛭

质量需符合现行《中华人民共和国药典》及《浙江省中药炮制规范》要求。

一、性状标准

1.药典标准

【药材】 **蚂蟥** 呈扁平纺锤形,有多数环节,长4~10cm,宽0.5~2.0cm。背部黑褐色或黑棕色,稍隆起,用水浸后,可见黑色斑点排成5条纵纹;腹面平坦,棕黄色。两侧棕黄色,前端略尖,后端钝圆,两端各具一吸盘,前吸盘不显著,后吸盘较大。质脆,易折断,断面胶质状。气微腥。

水蛭 扁长圆柱形,体多弯曲扭转,长2~5cm,宽0.2~0.3cm。

柳叶蚂蟥 狭长而扁,长5~12cm,宽0.1~0.5cm。

【饮片】 **烫水蛭** 呈不规则段状、扁块状或扁圆柱状,略鼓起,背部黑褐色,腹面棕黄色至棕褐色,附有少量白色滑石粉。断面松泡,灰白色至焦黄色。气微腥。

2.省炮制规范标准

烫水蛭 为扁圆形的段或碎块。表面微鼓起,焦黄色至焦褐色,或被有白色粉霜。体表有细密横向环纹,头、尾各有吸盘一个。质松脆,断面灰白色或焦黄色。气腥臭,味微咸。

3.饮片规格等级

炮制品名	国标编码	选货	统货
烫水蛭	06204110100104242	表面白色粉霜不易掉落,质松脆。未鼓起者占比≤30%	表面可见少量白色粉霜

二、选货样品

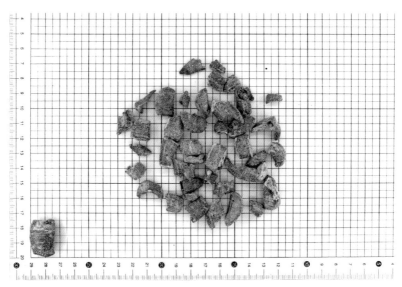

烫水蛭样品

乌梢蛇

质量需符合现行《中华人民共和国药典》及《浙江省中药炮制规范》要求。

一、性状标准

1.药典标准

【药材】 呈圆盘状,盘径约16cm。表面黑褐色或绿黑色,密被菱形鳞片;背鳞行数成双,背中央2~4行鳞片强烈起棱,形成两条纵贯全体的黑线。头盘在中间,扁圆形,眼大而下凹陷,有光泽。上唇鳞8枚,第4、5枚入眶,颊鳞1枚,眼前下鳞1枚,较小,眼后鳞2枚。脊部高耸成屋脊状。腹部剖开边缘向内卷曲,脊肌肉厚,黄白色或淡棕色,可见排列整齐的肋骨。尾部渐细而长,尾下鳞双行。剥皮者仅留头尾之皮鳞,中段较光滑。气腥,味淡。

【饮片】 **乌梢蛇** 呈半圆筒状或圆槽状的段,长2~4cm,背部黑褐色或灰黑色,腹部黄白色或浅棕色,脊部隆起呈屋脊状,脊部两侧各有2~3条黑线,肋骨排列整齐,肉淡黄色或浅棕色。有的可见尾部。质坚硬,气腥,味淡。

2.省炮制规范标准

乌梢蛇(浙) 半筒状的段。带皮者背部表面密被偶数行鳞片或鳞迹,黑褐色或绿褐色,背中央2~4行鳞片强烈起棱;去皮者表面呈黄白色。腹部剖开的边缘向内卷曲,内表面黄白色或淡棕色,可见脊骨,其两侧有斜向排列整齐的肋骨。脊部高耸成屋脊状。质坚韧。气腥,味微咸。

酒乌梢蛇(浙) 表面棕褐色或深黄色。微具酒香气。

3.饮片规格等级

炮制品名	国标编码	选货	统货
乌梢蛇饮片规格等级			
酒乌梢蛇(浙)	06225110200104312	2~3cm 的段,直径≥1.2cm,长短均一。碎屑率≤1%	2~4cm的段。碎屑率≤3%

二、选货样品

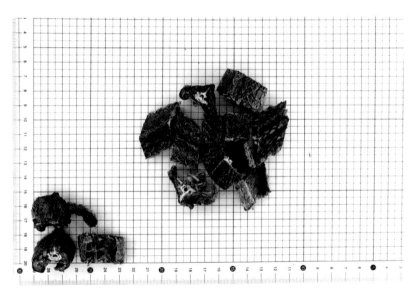

酒乌梢蛇(浙)样品

石决明

质量需符合现行《中华人民共和国药典》要求。

一、性状标准

1.药典标准

【药材】　**杂色鲍**　呈长卵圆形,内面观略呈耳形,长 7~9cm,宽
5~6cm,高约 2cm。表面暗红色,有多数不规则的螺肋和细密生长
线,螺旋部小,体螺部大,从螺旋部顶处开始向右排列有 20 余个疣状
突起,末端 6~9 个开孔,孔口与壳面平。内面光滑,具珍珠样彩色光
泽。壳较厚,质坚硬,不易破碎。气微,味微咸。

皱纹盘鲍　呈长椭圆形,长 8~12cm,宽 6~8cm,高 2~3cm。表面
灰棕色,有多数粗糙而不规则的皱纹,生长线明显,常有苔藓类或石
灰虫等附着物,末端 4~5 个开孔,孔口突出壳面,壳较薄。

羊鲍　近圆形,长 4~8cm,宽 2.5~6.0cm,高 0.8~2.0cm。壳顶位
于近中部而高于壳面,螺旋部与体螺部各占 1/2,从螺旋部边缘有
2 行整齐的突起,尤以上部较为明显,末端 4~5 个开孔,呈管状。

澳洲鲍　呈扁平卵圆形,长 13~17cm,宽 11~14cm,高 3.5~
6.0cm。表面砖红色,螺旋部约为壳面的 1/2,螺肋和生长线呈波状隆
起,疣状突起 30 余个,末端 7~9 个开孔,孔口突出壳面。

耳鲍　狭长,略扭曲,呈耳状,长 5~8cm,宽 2.5~3.5cm,高约 1cm。
表面光滑,具翠绿色、紫色及褐色等多种颜色形成的斑纹,螺旋部小,
体螺部大,末端 5~7 个开孔,孔口与壳平,多为椭圆形,壳薄,质较脆。

白鲍　呈卵圆形,长 11~14cm,宽 8.5~11.0cm,高 3.0~6.5cm。表面砖红色,光滑,壳顶高于壳面,生长线颇为明显,螺旋部约为壳面的 1/3,疣状突起 30 余个,末端 9 个开孔,孔口与壳平。

【饮片】　**石决明**　为不规则的碎块。灰白色,有珍珠样彩色光泽。质坚硬。气微,味微咸。

2.省炮制规范标准

无。

3.饮片规格等级

石决明饮片规格等级			
炮制品名	国标编码	选货	统货
石决明	06206120300207009	直径 0.2~1.2cm 的颗粒占比≥80%	直径 0.2~1.2cm 的颗粒占比≥50%

二、选货样品

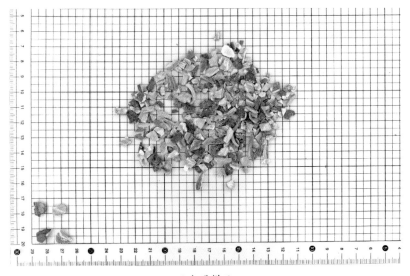

石决明样品

地　龙

质量需符合现行《中华人民共和国药典》及《浙江省中药炮制规范》要求。

一、性状标准

1.药典标准

【药材】　**广地龙**　呈长条状薄片,弯曲,边缘略卷,长15~20cm,宽1~2cm。全体具环节,背部棕褐色至紫灰色,腹部浅黄棕色;第14—16环节为生殖带,习称"白颈",较光亮。体前端稍尖,尾端钝圆,刚毛圈粗糙而硬,色稍浅。雄生殖孔在第18环节腹侧刚毛圈一小孔突上,外缘有数环绕的浅皮褶,内侧刚毛圈隆起,前面两边有横排(一排或二排)小乳突,每边10~20个不等。受精囊孔2对,位于7/8至8/9环节间一椭圆形突起上,约占节周的5/11。体轻,略呈革质,不易折断。气腥,味微咸。

沪地龙　长8~15cm,宽0.5~1.5cm。全体具环节,背部棕褐色至黄褐色,腹部浅黄棕色;第14—16环节为生殖带,较光亮。第18环节有一对雄生殖孔。通俗环毛蚓的雄交配腔能全部翻出,呈花菜状或阴茎状;威廉环毛蚓的雄交配腔孔呈纵向裂缝状;栉盲环毛蚓的雄生殖孔内侧有1或多个小乳突。受精囊孔3对,在6/7至8/9环节间。

【饮片】　**地龙**　切段。

2.省炮制规范标准

地龙

广地龙 为薄片状的段,边缘略卷,宽1~2cm,有的呈短圆柱形,一端钝圆或稍尖,具小孔。全体具环节,背部棕褐色至紫灰色,腹部浅黄棕色,有的具白色光亮的生殖带。体轻,略呈革质,不易折断。气腥,味微咸。

沪地龙 为圆柱形、扁圆柱形或片状的段,宽0.5~1.5cm,背部棕褐色至黄褐色,腹部浅黄棕色。质较脆。

酒地龙 表面棕黄色,微鼓起。

3.饮片规格等级

地龙饮片规格等级			
炮制品名	国标编码	选货	统货
酒地龙	06203110200104310	宽0.8~2.0cm,大小均一。无泥杂	宽0.5~2.0cm

二、选货样品

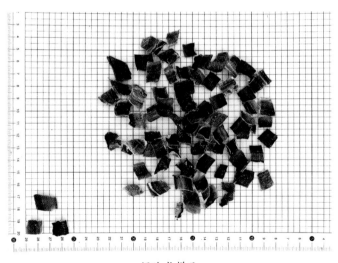

酒地龙样品

全　蝎

质量需符合现行《中华人民共和国药典》及《浙江省中药炮制规范》要求。

一、性状标准

1.药典标准

【药材】　头胸部与前腹部呈扁平长椭圆形,后腹部呈尾状,皱缩弯曲,完整者体长约6cm。头胸部呈绿褐色,前面有一对短小的螯肢及一对较长大的钳状脚须,形似蟹螯,背面覆有梯形背甲,腹面有足4对,均为7节,末端各具2枚爪钩;前腹部由7节组成,第7节色深,背甲上有5条隆脊线。背面绿褐色,后腹部棕黄色,6节,节上均有纵沟,末节有锐钩状毒刺,毒刺下方无距。气微腥,味咸。

【饮片】　**全蝎**　同药材。

2.省炮制规范标准

全蝎　头胸部与前腹部呈扁平长椭圆形,后腹部呈尾状,皱缩弯曲,全长约6cm。头胸部呈绿褐色,前面有一对长大的脚须似蟹螯,腹面有足4对,均为7节,末端各具爪钩2枚。前腹扁平,共7节,第7节色深,背面绿褐色,覆有梯形背甲,背甲上有5条隆脊线。后腹部棕黄色,6节,节上均有纵沟,末节有锐钩状毒刺。外表偶见白霜。气微腥,味微咸。

3.饮片规格等级

全蝎饮片规格等级			
炮制品名	国标编码	选货	统货
全蝎	0621511010010 0100004	无盐霜,破碎率≤5%	破碎率≤20%

二、选货样品

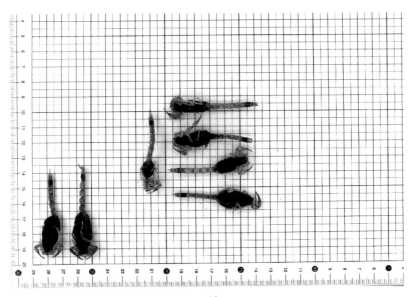

全蝎样品

牡　蛎

质量需符合现行《中华人民共和国药典》要求。

 一、性状标准

1.药典标准

【药材】　**长牡蛎**　呈长片状,背腹缘几平行,长10~50cm,高4~15cm。右壳较小,鳞片坚厚,层状或层纹状排列。壳外面平坦或具数个凹陷,淡紫色、灰白色或黄褐色;内面瓷白色,壳顶二侧无小齿。左壳凹陷深,鳞片较右壳粗大,壳顶附着面小。质硬,断面层状,洁白。气微,味微咸。

大连湾牡蛎　呈类三角形,背腹缘呈八字形。右壳外面淡黄色,具疏松的同心鳞片,鳞片起伏呈波浪状,内面白色。左壳同心鳞片坚厚,自壳顶部放射肋数个,明显,内面凹下呈盒状,铰合面小。

近江牡蛎　呈圆形、卵圆形或三角形等。右壳外面稍不平,有灰、紫、棕、黄等色,环生同心鳞片,幼体者鳞片薄而脆,多年生长后鳞片层层相叠,内面白色,边缘有的淡紫色。

【饮片】　**牡蛎**　为不规则的碎块。白色。质硬,断面层状。气微,味微咸。

煅牡蛎　为不规则的碎块或粗粉。灰白色。质酥脆,断面层状。

2.省炮制规范标准

无。

3.饮片规格等级

		牡蛎饮片规格等级	
炮制品名	国标编码	选货	统货
牡蛎	06205120300107003	无臭气,无杂质	含杂率≤1%
煅牡蛎	06205120300107515	无杂质	含杂率≤1%

二、选货样品

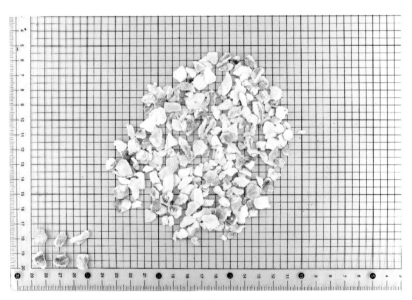

牡蛎样品

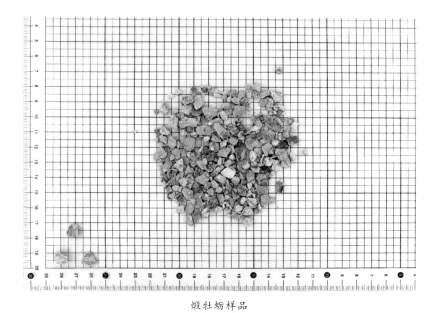

煅牡蛎样品

龟　甲

质量需符合现行《中华人民共和国药典》要求。

 一、性状标准

1.药典标准

【药材】　背甲及腹甲由甲桥相连,背甲稍长于腹甲,与腹甲常分离。背甲呈长椭圆形拱状,长 7.5~22.0cm,宽 6~18cm;外表面棕褐色或黑褐色,脊棱 3 条;颈盾 1 块,前窄后宽;椎盾 5 块,第 1 椎盾长大于宽或近相等,第 2—4 椎盾宽大于长;肋盾两侧对称,各 4 块;缘盾每侧 11 块;臀盾 2 块。腹甲呈板片状,近长方椭圆形,长 6.4~21.0cm,宽 5.5~17.0cm;外表面淡黄棕色至棕黑色,盾片 12 块,每块常具紫褐色放射状纹理,腹盾、胸盾和股盾中缝均长,喉盾、肛盾次之,肱盾中缝最短;内表面黄白色至灰白色,有的略带血迹或残肉,除净后可见骨板 9 块,呈锯齿状嵌接;前端钝圆或平截,后端具三角形缺刻,两侧残存呈翼状向斜上方弯曲的甲桥。质坚硬。气微腥,味微咸。

【饮片】　醋龟甲　呈不规则的块状。背甲盾片略呈拱状隆起,腹甲盾片呈平板状,大小不一。表面黄色或棕褐色,有的可见深棕褐色斑点,有不规则纹理。内表面棕黄色或棕褐色,边缘有的呈锯齿状。断面不平整,有的有蜂窝状小孔。质松脆。气微腥,味微咸,微有醋香气。

2.省炮制规范标准

无。

3.饮片规格等级

龟甲饮片规格等级			
炮制品名	国标编码	选货	统货
醋龟甲	06225220300100326	背甲与腹甲数量大致相等，无异味。无油板	偶见油板

二、选货样品

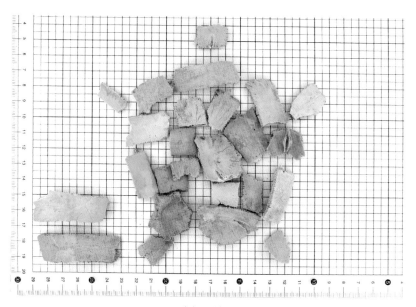

醋龟甲样品

阿胶珠

质量需符合现行《中华人民共和国药典》要求。

 一、性状标准

1.药典标准

【饮片】 呈类球形。表面棕黄色或灰白色,附有白色粉末。体轻,质酥,易碎。断面中空或多孔状,淡黄色至棕色。气微,味微甜。

2.省炮制规范标准

无。

3.饮片规格等级

阿胶珠饮片规格等级			
炮制品名	国标编码	选货	统货
阿胶珠	06220340200100945	大小均一,色泽均匀,表面光滑,无白色粉末附着	表面偶见白色粉末

二、选货样品

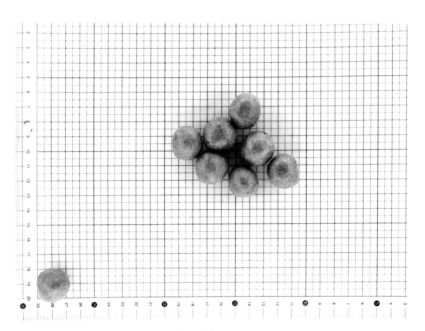

阿胶珠样品

鸡内金

质量需符合现行《中华人民共和国药典》及《浙江省中药炮制规范》要求。

一、性状标准

1.药典标准

【药材】 为不规则卷片,厚约2mm。表面黄色、黄绿色或黄褐色,薄而半透明,具明显的条状皱纹。质脆,易碎,断面角质样,有光泽。气微腥,味微苦。

【饮片】 鸡内金 同药材。

炒鸡内金 表面暗黄褐色或焦黄色,用放大镜观察,显颗粒状或微细泡状。轻折即断,断面有光泽。

2.省炮制规范标准

鸡内金 为不规则的卷片,厚0.5~2.0mm。表面黄色、黄绿色或黄褐色,薄而半透明,具明显的条状皱纹。质脆,易碎,断面角质样,有光泽。气微腥,味微苦。

炒鸡内金 表面黄褐色至焦黄色,具泡状或颗粒状鼓起。质松脆。

3.饮片规格等级

炮制品名	国标编码	选货	统货
鸡内金	06224140900100001	表面黄色或黄褐色,无异味。无碎屑杂质	表面黄色、黄绿色或黄褐色。碎屑杂质占比≤3%
炒鸡内金	06224140900100223	表面颜色焦黄色,微鼓起,味淡。无焦黑片	焦黑片≤3%,碎屑杂质占比≤3%

鸡内金饮片规格等级

二、选货样品

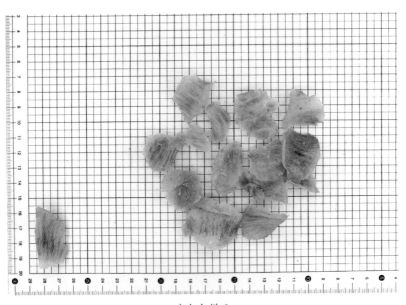

鸡内金样品

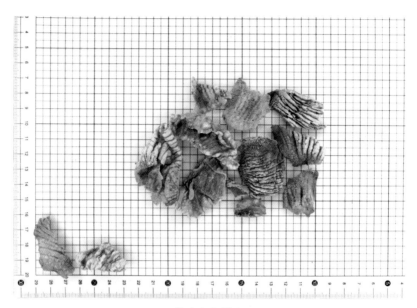

炒鸡内金样品

海螵蛸

质量需符合现行《中华人民共和国药典》及《浙江省中药炮制规范》要求。

一、性状标准

1.药典标准

【药材】 **无针乌贼** 呈扁长椭圆形,中间厚,边缘薄,长9~14cm,宽2.5~3.5cm,厚约1.3cm。背面有磁白色脊状隆起,两侧略显微红色,有不甚明显的细小疣点;腹面白色,自尾端到中部有细密波状横层纹;角质缘半透明,尾部较宽平,无骨针。体轻,质松,易折断,断面粉质,显疏松层纹。气微腥,味微咸。

金乌贼 长13~23cm,宽约6.5cm。背面疣点明显,略呈层状排列;腹面的细密波状横层纹占全体大部分,中间有纵向浅槽;尾部角质缘渐宽,向腹面翘起,末端有一骨针,多已断落。

【饮片】 **海螵蛸** 不规则形或类方形小块,类白色或微黄色,气微腥,味微咸。

2.省炮制规范标准

炒海螵蛸

无针乌贼 为扁方形的段或不规则块状。表面焦黄色,完整者呈扁长椭圆形,中间厚,边缘薄。背面有磁白色脊状隆起,两侧略显微红色,有不甚明显的细小疣点;腹面白色,自尾端到中部有细密波状横层纹;角质缘半透明,尾部较宽平,无骨针。体轻,质松,易折断,断面粉质,显疏松层纹。气微,味微咸。

金乌贼 背面疣点明显,略呈层状排列;腹面的细密波状横层纹占全体大部分,中间有纵向浅槽;尾部角质缘渐宽,向腹面翘起,末端有一骨针,多已脱落。

3.饮片规格等级

海螵蛸饮片规格等级			
炮制品名	国标编码	选货	统货
海螵蛸	06207130100105008	2~4cm 不规则块状,无粉末	不规则块状
炒海螵蛸	06207130100105114	2~4cm 不规则块状,无粉末	不规则块状

二、选货样品

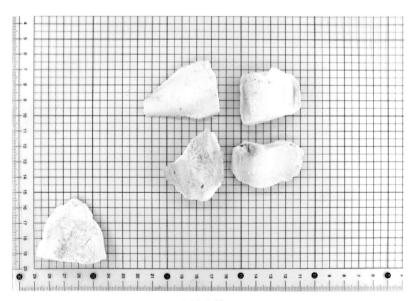

海螵蛸样品

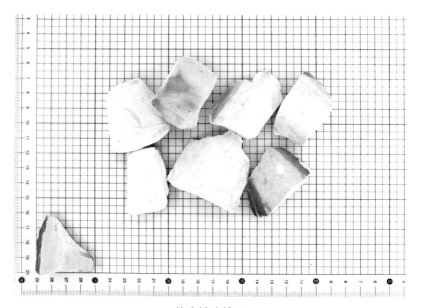

炒海螵蛸样品

浮海石

质量需符合现行《浙江省中药炮制规范》要求。

 一、性状标准

1.药典标准

无。

2.省炮制规范标准

浮海石　呈不规则的块状或颗粒状。表面灰白色或微黄色,多突起呈叉状分枝,中部交织成网状。体轻,质硬而脆,全体具多数细小孔道。气微腥,味微咸。

3.饮片规格等级

浮海石饮片规格等级			
炮制品名	国标编码	选货	统货
浮海石	06218130100105004	无贝壳等杂质	含贝壳等杂质率≤3%

◆ 二、选货样品

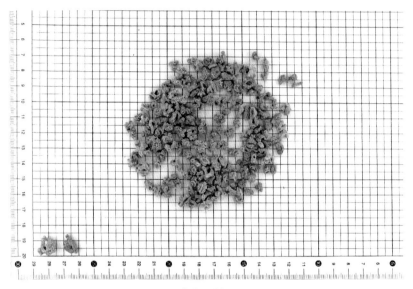

浮海石样品

桑螵蛸

质量需符合现行《中华人民共和国药典》及《浙江省中药炮制规范》要求。

一、性状标准

1.药典标准

【药材】 **团螵蛸** 略呈圆柱形或半圆形,由多层膜状薄片叠成,长2.5~4.0cm,宽2~3cm。表面浅黄褐色,上面带状隆起不明显,底面平坦或有凹沟。体轻,质松而韧,横断面可见外层为海绵状,内层为许多放射状排列的小室,室内各有一细小椭圆形卵,深棕色,有光泽。气微腥,味淡或微咸。

长螵蛸 略呈长条形,一端较细,长2.5~5.0cm,宽1.0~1.5cm。表面灰黄色,上面带状隆起明显,带的两侧各有一条暗棕色浅沟和斜向纹理。质硬而脆。

黑螵蛸 略呈平行四边形,长2~4cm,宽1.5~2.0cm。表面灰褐色,上面带状隆起明显,两侧有斜向纹理,近尾端微向上翘。质硬而韧。

2.省炮制规范标准

炒桑螵蛸

团螵蛸 全体略呈圆柱形或半圆柱形,长2.5~4.0cm,宽2~3cm,厚1.5~2.0cm。表面深褐色,微具焦斑。背面覆瓦状隆起带不明显,约为体宽的1/5,两侧有多数不明显的斜向纹理,腹面有凹沟或平坦。体轻,质松而韧,横断面外层为海绵质,内层由众多放射状排列的小室组成,室内各有一细小、椭圆形、深棕色、有光泽的卵。气微腥,味淡或微咸。

长螵蛸 略呈长条形,一端较细,长 2.5~5.0cm,宽 1.0~1.5cm,厚约 1cm。表面深灰褐色,微具焦斑。背面覆瓦状隆起带明显,约为体宽的 1/3,两侧各有一条暗棕色浅纵沟及多数明显的斜向纹理,腹面有凹沟。质硬而脆,横断面外层非海绵质。

黑螵蛸 略呈椭圆形,长 2~4cm,宽 1.5~2.0cm,厚 1.0~1.5cm。表面深灰褐色,微具焦斑。背面覆瓦状隆起带明显,约为体宽的 1/4,两侧有多数明显的斜向纹理,近尾端下方微向上翘。质硬而韧,横断面外层非海绵质。

3. 饮片规格等级

桑螵蛸饮片规格等级			
炮制品名	国标编码	选货	统货
炒桑螵蛸	06210440100100113	大小均一。无树枝,含杂率≤1%	含杂率≤3%

◈ 二、选货样品

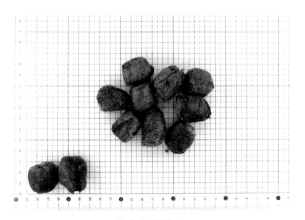

炒桑螵蛸样品

鹿　角

质量需符合现行《中华人民共和国药典》及《浙江省中药炮制规范》要求。

一、性状标准

1.药典标准

【药材】　**马鹿角**　呈分枝状,通常分成4~6枝,全长50~120cm。主枝弯曲,直径3~6cm。基部盘状,上具不规则瘤状突起,习称"珍珠盘",周边常有稀疏细小的孔洞。侧枝多向一面伸展,第一枝与珍珠盘相距较近,与主干几成直角或钝角伸出;第二枝靠近第一枝伸出,习称"坐地分枝";第二枝与第三枝相距较远。表面灰褐色或灰黄色,有光泽,角尖平滑,中、下部常具疣状突起,习称"骨钉",并具长短不等的断续纵棱,习称"苦瓜棱"。质坚硬,断面外圈骨质,灰白色或微带淡褐色,中部多呈灰褐色或青灰色,具蜂窝状孔。气微,味微咸。

梅花鹿角　通常分成3~4枝,全长30~60cm,直径2.5~5.0cm。侧枝多向两旁伸展,第一枝与珍珠盘相距较近,第二枝与第一枝相距较远,主枝末端分成两小枝。表面黄棕色或灰棕色,枝端灰白色。枝端以下具明显骨钉,纵向排成"苦瓜棱",顶部灰白色或灰黄色,有光泽。

鹿角脱盘　呈盔状或扁盔状,直径3~6cm(珍珠盘直径4.5~6.5cm),高1.5~4.0cm。表面灰褐色或灰黄色,有光泽。底面平,蜂窝状,多呈黄白色或黄棕色。珍珠盘周边常有稀疏细小的孔洞。上面略平或呈不规则的半球形。质坚硬,断面外圈骨质,灰白色或类白色。

2.省炮制规范标准

鹿角片 为卷曲状或平坦的薄片,类圆形或不规则形,表面灰褐色、灰黄色或黄棕色、灰棕色,少数边缘微波状。切面骨质,灰白色或微带褐色,有的中部呈灰褐色或青灰色,密布蜂窝状细孔,质柔韧或坚韧,捏之有弹性。气微腥,味微咸。

3.饮片规格等级

鹿角饮片规格等级			
炮制品名	国标编码	选货	统货
鹿角片	06220620200103000	直径 3~5cm,大小均一,无异味	直径 2.5~6.0cm

二、选货样品

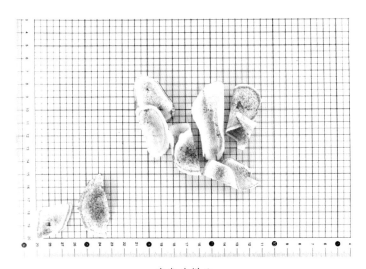

鹿角片样品

鹿角霜

质量需符合现行《中华人民共和国药典》及《浙江省中药炮制规范》要求。

一、性状标准

1.药典标准

【药材】 呈长圆柱形或不规则的块状,大小不一。表面灰白色,显粉性,常具纵棱,偶见灰色或灰棕色斑点。体轻,质酥,断面外层较致密,白色或灰白色,内层有蜂窝状小孔,灰褐色或灰黄色。有吸湿性。气微,味淡,嚼之有粘牙感。

【饮片】 **鹿角霜** 用时捣碎。

2.省炮制规范标准

鹿角霜 呈不规则的块状及粉末状,大小不一。表面灰白色,显粉性,常具纵棱。体轻,质松,断面外层较致密,白色或灰白色,内层有蜂窝状的小孔,灰褐色至灰黄色,有吸湿性。气微,味淡,嚼之有粘牙感。

3.饮片规格等级

鹿角霜饮片规格等级			
炮制品名	国标编码	选货	统货
鹿角霜	06220640200100830	无异味。0.3~1.5cm的颗粒占比≥60%	0.3~1.5cm的颗粒占比≥30%

二、选货样品

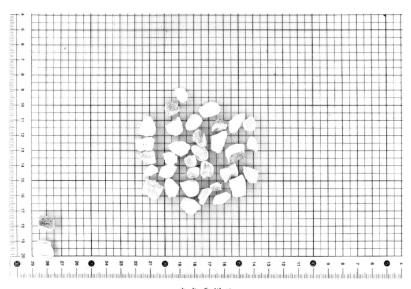

鹿角霜样品

蜈　蚣

质量需符合现行《中华人民共和国药典》及《浙江省中药炮制规范》要求。

◆ 一、性状标准

1.药典标准

【药材】 呈扁平长条形,长9~15cm,宽0.5~1.0cm。由头部和躯干部组成,全体共22个环节。头部暗红色或红褐色,略有光泽,有头板覆盖,头板近圆形,前端稍突出,两侧贴有颚肢1对,前端两侧有触角1对。躯干部第1背板与头板同色,其余20个背板为棕绿色或墨绿色,具光泽,自第4背板至第20背板上常有2条纵沟线;腹部淡黄色或棕黄色,皱缩;自第2节起,每节两侧有步足1对;步足黄色或红褐色,偶有黄白色,呈弯钩形,最末1对步足尾状,故又称尾足,易脱落。质脆,断面有裂隙。气微腥,有特殊刺鼻的臭气,味辛、微咸。

2.省炮制规范标准

蜈蚣

全蜈蚣 呈扁平长条形,长9~17cm,宽0.5~1.0cm。全体由22个环节组成,最后一节略细小。头部两节暗红色,有触角及弯钩各1对。背部棕绿色或墨绿色,有光泽,并有纵棱2条。腹部淡黄色或棕黄色,皱缩,自第2节起每体节两则有黄色或红褐色弯钩形的足1对。质脆,断面有裂隙。气微腥,有特殊刺鼻的臭气,味辛而微咸。

3.饮片规格等级

炮制品名	国标编码	选货	统货
蜈蚣	06208110100104002	净长 13~17cm，大小均一。无拼接，无断条	净长 9~17cm

蜈蚣饮片规格等级

二、选货样品

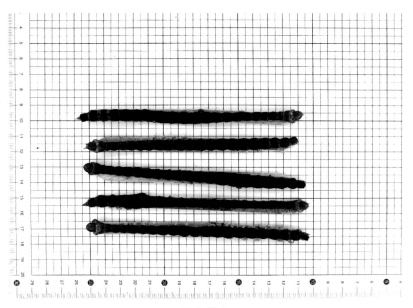

蜈蚣样品

蜂 房

质量需符合现行《中华人民共和国药典》及《浙江省中药炮制规范》要求。

一、性状标准

1.药典标准

【药材】 呈圆盘状或不规则的扁块状,有的似莲房状,大小不一。表面灰白色或灰褐色。腹面有多数整齐的六角形房孔,孔径3~4mm或6~8mm;背面有1个或数个黑色短柄。体轻,质韧,略有弹性。气微,味辛淡。

质酥脆或坚硬者不可供药用。

2.省炮制规范标准

炒蜂房 呈不规则的扁块状,大小不一。表面灰褐色,微具焦斑。腹面有多数整齐的六角形房孔,孔径3~4mm或6~8mm;背面有的具1个或数个黑色短柄。体轻,质韧,略有弹性。气微,味微辛。

3.饮片规格等级

蜂房饮片规格等级			
炮制品名	国标编码	选货	统货
炒蜂房	06210640900105114	无虫串,灰屑率≤2%	灰屑率≤3%

◈ 二、选货样品

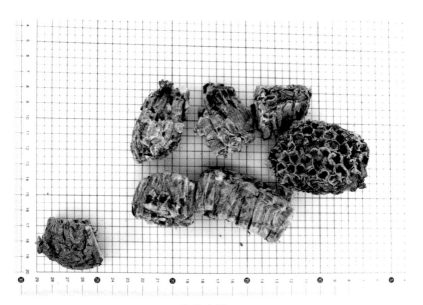

炒蜂房样品

蝉　蜕

质量需符合现行《中华人民共和国药典》要求。

一、性状标准

1.药典标准

【药材】　略呈椭圆形而弯曲,长约3.5cm,宽约2cm。表面黄棕色,半透明,有光泽。头部有丝状触角1对,多已断落,复眼突出。额部先端突出,口吻发达,上唇宽短,下唇伸长呈管状。胸部背面呈十字形裂开,裂口向内卷曲,脊背两旁具小翅2对;腹面有足3对,被黄棕色细毛。腹部钝圆,共9节。体轻,中空,易碎。气微,味淡。

【饮片】　蝉蜕　形如药材。气微,味淡。

2.省炮制规范标准

无。

3.饮片规格等级

蝉蜕饮片规格等级			
炮制品名	国标编码	选货	统货
蝉蜕	06210820100100007	完整无残缺,长3.0~3.5cm。洁净无土屑	偶有破碎

◆〉二、选货样品

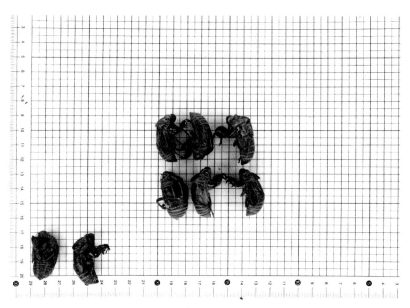

蝉蜕样品

蕲　蛇

质量需符合现行《中华人民共和国药典》及《浙江省中药炮制规范》要求。

一、性状标准

1.药典标准

【药材】　卷呈圆盘状,盘径 17~34cm,体长可达 2m。头在中间稍向上,呈三角形而扁平,吻端向上,习称"翘鼻头"。上腭有管状毒牙,中空尖锐。背部两侧各有黑褐色与浅棕色组成的"V"形斑纹 17~25 个,其"V"形的两上端在背中线上相接,习称"方胜纹",有的左右不相接,呈交错排列。腹部撑开或不撑开,灰白色,鳞片较大,有黑色类圆形的斑点,习称"连珠斑";腹内壁黄白色,脊椎骨的棘突较高,呈刀片状上突,前后椎体下突基本同形,多为弯刀状,向后倾斜,尖端明显超过椎体后隆面。尾部骤细,末端有三角形深灰色的角质鳞片 1 枚。气腥,味微咸。

【饮片】　**蕲蛇**　呈段状,长 2~4cm,背部呈黑褐色,表皮光滑,有明显的鳞斑,可见不完整的方胜纹。腹部可见白色的肋骨,呈黄白色、淡黄色或黄色。断面中间可见白色菱形的脊椎骨,脊椎骨的棘突较高,棘突两侧可见淡黄色的肉块,棘突呈刀片状上突,前后椎体下突基本同形,多为弯刀状。肉质松散,轻捏易碎。气腥,味微咸。

2.省炮制规范标准

蕲蛇　为类方形的块片。外表面背部脊椎骨突起成棱线,两则各有黑褐色与浅棕色形成的方块斑纹;腹部有黑色连珠状圆形斑纹,鳞片剥落痕明显;内表面两侧肋骨斜向排列整齐,脊椎骨的椎体下突长而略后弯。气腥,味微咸。

3.饮片规格等级

炮制品名	国标编码	选货	统货
蕲蛇	06225510200104006	长短均一。去尽尾部,无背鳞	背部偶见鳞片

二、选货样品

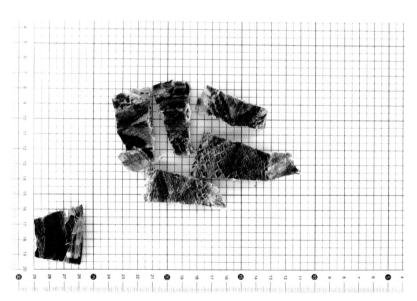

蕲蛇样品

僵　蚕

质量需符合现行《中华人民共和国药典》及《浙江省中药炮制规范》要求。

一、性状标准

1.药典标准

【药材】　略呈圆柱形,多弯曲皱缩。长 2~5cm,直径 0.5~0.7cm。表面灰黄色,被有白色粉霜状的气生菌丝和分生孢子。头部较圆,足 8 对,体节明显,尾部略呈二分歧状。质硬而脆,易折断,断面平坦,外层白色,中间有亮棕色或亮黑色的丝腺环 4 个。气微腥,味微咸。

2.省炮制规范标准

蜜麸僵蚕　呈圆柱形,多弯曲皱缩,长 2~5cm,直径 5~7mm,棕黄色。头部较圆,足 8 对,体节不甚明显,尾部略呈二分歧状。质硬而脆,易折断,断面平坦,外层黄棕色,中间有亮棕色至亮黑色的丝腺环 4 个。气微腥,味微咸。

3.饮片规格等级

僵蚕饮片规格等级			
炮制品名	国标编码	选货	统货
蜜麸僵蚕	06210910100100210	虫体饱满,大小均一	形体干瘪、已吐丝者占比≤10%

◆ 二、选货样品

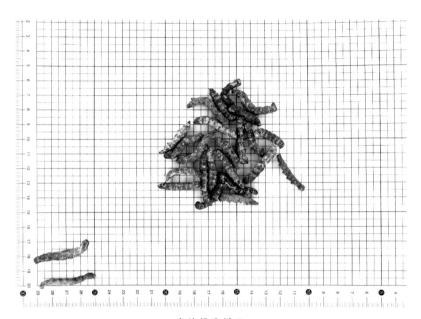

蜜麸僵蚕样品

鳖 甲

质量需符合现行《中华人民共和国药典》及《浙江省中药炮制规范》要求。

一、性状标准

1.药典标准

【药材】 呈椭圆形或卵圆形,背面隆起,长 10~15cm,宽 9~14cm。外表面黑褐色或墨绿色,略有光泽,具细网状皱纹和灰黄色或灰白色斑点,中间有一条纵棱,两侧各有左右对称的横凹纹8条,外皮脱落后,可见锯齿状嵌接缝。内表面类白色,中部有突起的脊椎骨,颈骨向内卷曲,两侧各有肋骨8条,伸出边缘。质坚硬。气微腥,味淡。

2.省炮制规范标准

醋鳖甲 表面淡黄色至淡黄棕色,质酥脆。

3.饮片规格等级

炮制品名	国标编码	选货	统货
醋鳖甲	06225620300100324	色泽均一,易折断,无异味。无油甲	偶见油甲

二、选货样品

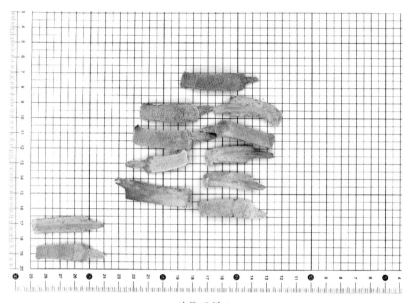

醋鳖甲样品

矿物类

龙　齿

质量需符合现行《浙江省中药炮制规范》要求。

 一、性状标准

1.药典标准

无。

2.省炮制规范标准

龙齿　为不规则的碎粒或碎末。表面青灰色、暗棕色或黄白色,具棕黄色条纹及斑点,有时可见具有光泽的珐琅质。质坚硬,断面粗糙,凹凸不平,有吸湿性。气微,味淡。

3.饮片规格等级

炮制品名	国标编码	选货	统货
龙齿	06338110100205006	0.3~1.3cm 的颗粒占比≥70%	0.2~0.6cm 的颗粒占比≥50%

龙齿饮片规格等级

◇◇ 二、选货样品

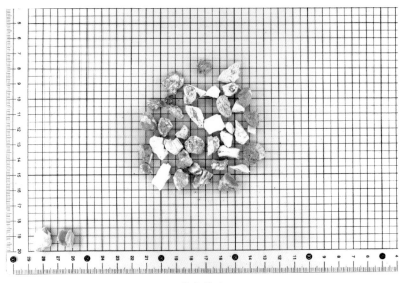

龙齿样品

龙　骨

质量需符合现行《浙江省中药炮制规范》要求。

 一、性状标准

1.药典标准

无。

2.省炮制规范标准

龙骨

龙骨　为不规则的碎粒或碎末。表面类白色、灰白色或土黄色,有的具纹理与裂隙,或具棕色花纹和斑点。质硬,断面不平坦,有时可见蜂窝状小孔,具吸湿性。气微、味淡。

五花龙骨　为不规则的碎粒或碎末。表面淡灰色、淡黄白色或淡黄棕色,夹有蓝灰色及红棕色深浅粗细不等的花纹,偶有不具花纹者。质硬而脆,断面不平坦,易成片状剥落,吸湿性强。

煅龙骨　表面灰褐色。质酥脆。

3.饮片规格等级

龙骨饮片规格等级			
炮制品名	国标编码	选货	统货
龙骨	06338110100105009	质地重,部分有龙骨斑。0.3~1.3cm的颗粒占比≥70%	0.2~0.6cm的颗粒占比≥50%
煅龙骨	06338110100105511	质地重,部分有龙骨斑。0.3~1.3cm的颗粒占比≥70%	0.2~0.6cm的颗粒占比≥50%

◆ 二、选货样品

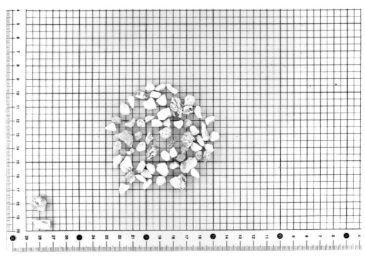

龙骨样品

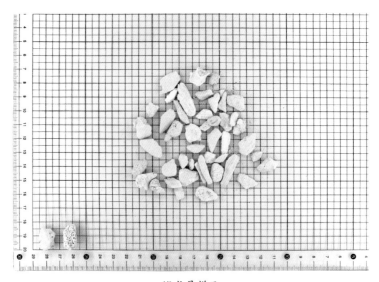

煅龙骨样品

芒　硝

质量需符合现行《中华人民共和国药典》要求。

◆ 一、性状标准

1.药典标准

【药材】　为棱柱状、长方形或不规则块状及粒状。无色透明或类白色半透明。质脆,易碎,断面呈玻璃样光泽。气微,味咸。

【饮片】　芒硝　同药材。

2.省炮制规范标准

无。

3.饮片规格等级

	芒硝饮片规格等级		
炮制品名	国标编码	选货	统货
芒硝	06326410100100000	无色透明。无杂质	无色透明或半透明。含杂率≤3%

二、选货样品

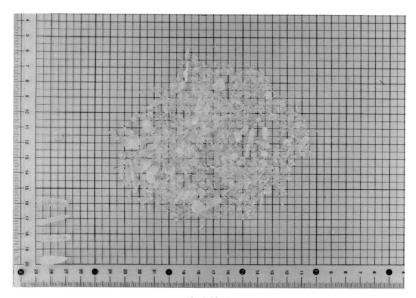

芒硝样品

其他类

六神曲

质量需符合现行《浙江省中药炮制规范》要求。

 一、性状标准

1.药典标准

无。

2.省炮制规范标准

六神曲　为扁平的方块。表面粗糙,有灰黄色至灰棕色菌落的斑纹。质坚硬,断面粗糙。气特异,味淡。

焦六神曲　表面焦褐色,断面棕褐色。气焦香。

3.饮片规格等级

六神曲饮片规格等级			
炮制品名	国标编码	选货	统货
焦六神曲	0619999080030125	方块状。无碎屑	碎屑率≤10%

◆ 二、选货样品

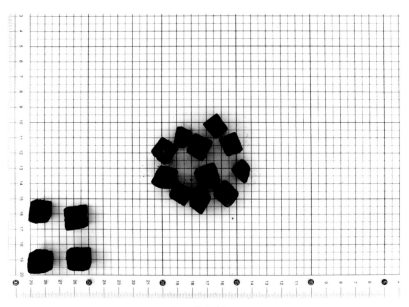

焦六神曲样品

百药煎

质量需符合现行《浙江省中药炮制规范》要求。

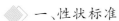 一、性状标准

1.药典标准

无。

2.省炮制规范标准

百药煎　为灰黄色至黑褐色的小方块。表面有黄白色斑点。质坚硬,断面粗糙。气微,味酸、涩、微甘。

3.饮片规格等级

炮制品名	国标编码	选货	统货
百药煎	0619999080119 9001	大小均一,完整。无碎屑	偶见破碎,碎屑率≤3%

二、选货样品

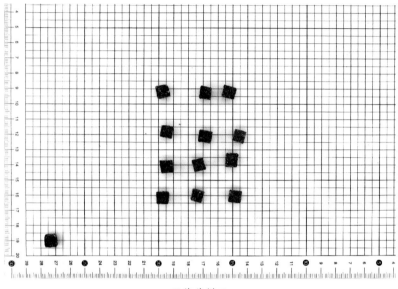

百药煎样品

胆南星

质量需符合现行《中华人民共和国药典》和《浙江省中药炮制规范》要求。

一、性状标准

1.药典标准

呈方块状或圆柱状。棕黄色、灰棕色或棕黑色。质硬。气微腥，味苦。

2.省炮制规范标准

胆南星 为边长2~3cm的立方块。表面棕黄色或灰黄色，断面色稍浅。质坚实。气微腥，味苦、微辛。

3.饮片规格等级

胆南星饮片规格等级			
炮制品名	国标编码	选货	统货
胆南星	06191610600100999	大小、色泽均一。无碎屑	碎屑率≤10%

◆ 二、选货样品

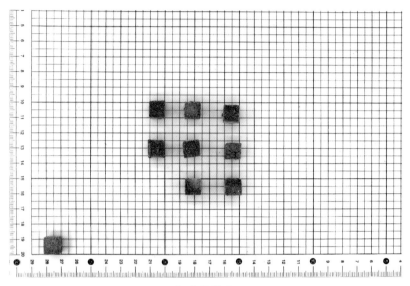

胆南星样品

海金沙

质量需符合现行《中华人民共和国药典》要求。

一、性状标准

1.药典标准

【药材】 呈粉末状,棕黄色或浅棕黄色。体轻,手捻有光滑感,置手中易由指缝滑落。气微,味淡。

【饮片】 海金沙 同药材。

2.省炮制规范标准

无。

3.饮片规格等级

海金沙饮片规格等级			
炮制品名	国标编码	选货	统货
海金沙	06131790100100007	含杂率≤1%,总灰分≤10%	含杂率≤3%,总灰分≤16%

◆ 二、选货样品

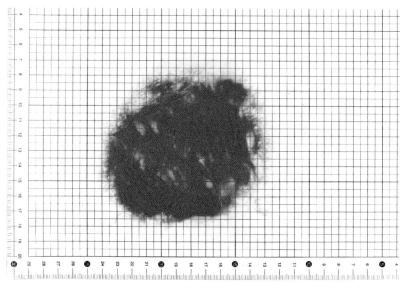

海金沙样品

参考文献

［1］国家药典委员会.中华人民共和国药典（2020年版）：一部.北京：中国医药科技出版社，2015.

［2］黄璐琦，詹志来，郭兰萍.中药材商品规格等级标准汇编.北京：中国中医药出版社，2019.

［3］康廷国.中药鉴定学.3版.北京：中国中医药出版社，2012.

［4］王满恩，赵昌.饮片验收经验.太原：山西科学技术出版社，2019.

［5］谢宗万.中药品种理论与应用.北京：人民卫生出版社，2008.

［6］浙江省食品药品监督管理局.浙江省中药炮制规范（2015年版）.北京：中国医药科技出版社，2016.

［7］浙江省中药材产业协会.浙江中药材及饮片质量提升标准（T/ZJZYC004—2022）.2022-03-01发布，2022-04-01实施.

［8］中国食品药品检定研究所，广东省食品药品检验所.中国中药材真伪鉴别图典.3版.广州：广东科学技术出版社，2011.